# 四肢肌骨超声入门图解

## 第2版

**Atlas of Musculoskeletal Ultrasound**

编　著　王月香

主　审　唐　杰

U0210053

科学出版社

北京

# 内 容 简 介

本书为肌肉骨骼超声（简称肌骨超声）的入门图书。全书共8章，分别为肩部、肘部、手腕部、髋部、膝部、踝部及周围神经超声检查，并较第一版增加了肢体肌痉挛肉毒毒素注射超声引导定位技术。书中对每一部分的局部结构与解剖、超声检查方法与技巧进行了简洁、扼要的介绍，并附有大量的超声探头位置示意图、解剖示意图和高分辨率的超声图像，力求内容清晰明了，使读者能够在短时间内初步掌握和了解肌骨超声，有助于以后进一步深入学习和掌握超声在肌肉骨骼病变中的应用。

本书可供四肢肌骨超声的初学者参考。

**图书在版编目（CIP）数据**

四肢肌骨超声入门图解 / 王月香编著 . —2 版 . — 北京：科学出版社，2021.1

ISBN 978-7-03-067865-2

Ⅰ . ①四… Ⅱ . ①王… Ⅲ . ①四肢－肌肉疾病－超声波诊断－图解 ②四肢骨－骨疾病－超声波诊断－图解 Ⅳ . ① R680.4-64

中国版本图书馆 CIP 数据核字（2021）第 011847 号

责任编辑：高玉婷　郭　威 /责任校对：张　娟
责任印制：赵　博 /封面设计：龙　岩

**科 学 出 版 社** 出版
北京东黄城根北街16号
邮政编码：100717
http://www.sciencep.com

三河市春园印刷有限公司印刷
科学出版社发行　各地新华书店经销
\*

2021年1月第 一 版　开本：880×1230　1/32
2024年9月第五次印刷　印张：4 1/8
字数：152 000

定价：48.00元
（如有印装质量问题，我社负责调换）

# 前　言

　　四肢肌肉骨骼超声（简称肌骨超声）相对于腹部超声、血管超声、超声心动图等其他超声检查方法而言是一门新兴的超声分支学科，在国外已成为运动医学、康复医学、风湿病学等学科的重要影像学检查手段。应用高分辨率超声可清晰显示四肢关节周围的肌腱、韧带、滑囊、周围神经、血管等结构的病变，并可敏感显示关节腔内的积液及滑膜增生等病变；应用能量多普勒超声还可敏感显示病变处的血流情况，对于判断疾病是否处于活动期具有重要的价值；高分辨率便携式超声仪器的发展更使得超声具有床旁操作、快速诊断的优势；超声引导下的四肢关节腔内注药治疗、周围神经阻滞、肌肉骨骼病变的穿刺活检等介入治疗，已逐步成为临床上重要的诊断和治疗手段。

　　尽管肌骨超声具有上述诸多的优势，但很好地掌握和利用这门学科并非易事，需要检查者对四肢关节的局部解剖有准确的了解，对常见病变的病理生理和超声表现有较为全面的认识。为了更好地培养初学者对肌骨超声的兴趣，使他们能在短时间内初步了解和掌握肌骨超声，本书以大量的解剖示意图和清晰的超声图像向读者展示了肌骨超声检查的主要结构和检查方法，力求内容清晰明了，以期为肌骨超声初学者提供一本入门图书。

解放军总医院超声科

王月香

2021年2月

# 目　录

# 第1章　肩部解剖与超声检查

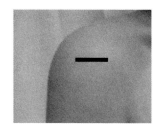

## 目　录

# 第一节　肩部主要结构与解剖

1.肩关节　由肱骨头与肩胛骨的关节盂构成。关节盂小而浅，周缘附有关节盂唇，使其略微增大并加深。关节囊附于关节盂周缘和肱骨解剖颈，囊壁薄而松弛，但其上部和前、后部都有一些肌腱纤维编入，使得这些部位得到加强。

2.肱二头肌长头肌腱　肱二头肌呈梭形，起端有长、短两个头，长头起自盂上结节和关节盂最上方的盂唇，通过肩关节囊，斜行穿过肱骨头顶部进入肱骨结节间沟；短头起自肩胛骨喙突，两头合成一个肌腹，经肘关节前方，以一圆腱止于桡骨粗隆。

3.肱二头肌长头肌腱固定结构　肱二头肌长头肌腱在其走行过程中，在3个水平被肌腱和韧带所固定。从头侧至尾侧，分别为喙肱韧带和盂肱上韧带、肱横韧带和胸大肌肌腱。喙肱韧带为一条宽阔强健的韧带，从喙突基底部跨越至肱骨大结节。在肩袖间隙内，其越过肱二头肌长头肌腱，然后分支分别与冈上肌腱和深部的关节囊相融合。肱横韧带为一条宽的略微倾斜的韧带，跨于肱骨大结节和小结节之间，与结节间沟一起形成一个管道，在肩关节运动时容纳肱二头肌长头肌腱和腱鞘。

4.喙肩韧带　跨于肩峰与喙突之间，形成一条位于肱骨头上方的防护韧带，防止肱骨头从肩胛骨关节盂中向上脱位。

5.肩胛下肌　肩袖的前部分为肩胛下肌腱，肩胛下肌起自肩胛下窝，其肌腱止于肱骨小结节。作用：内旋肩关节。

6.冈上肌　被斜方肌覆盖，起自冈上窝，从上方跨过肩关节止于肱骨大结节的上端。作用：外展肩关节。

7.冈下肌　冈上肌的下方为冈下肌，起自冈下窝，部分被斜方肌和三角肌覆盖，经肩关节后方止于肱骨大结节的中段。作用：外旋肩关节。

8.小圆肌　位于冈下肌下方，起自肩胛骨外侧缘，止于肱骨大结节的下端。作用：外旋肩关节。

9.肩峰下-三角肌下滑囊　为人体最大的滑囊，覆盖肩部大部分区域，内侧达喙突，前部覆盖肱骨结节间沟，下缘可达肱骨大结节下方约3cm。滑囊内的少量积液可起到润滑的作用，以减轻肩袖与肩峰和三角肌之间的摩擦。

# 第二节 肩部超声检查方法

## 一、肱二头肌长头肌腱短轴切面

患者取坐位，面朝检查者，肩部中立位，前臂旋后放置在检查侧大腿上。此体位可让结节间沟位于前部。探头横切放在肱骨头上，结节间沟为肱骨大结节与小结节之间一个骨性凹陷，此沟为鉴别肩胛下肌腱与冈上肌腱的标志性结构：内侧为肩胛下肌腱，外侧为冈上肌腱。沟内为肱二头肌长头肌腱，其横切面显示为椭圆形的高回声结构（图1-1）。检查时注意调整探头，尽量使声束垂直于肌腱，避免出现各向异性伪像。

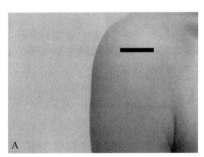
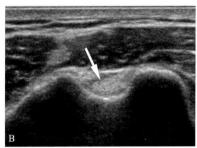

**图1-1 肱二头肌长头肌腱短轴切面**

A.探头位置；B.横切面显示肱二头肌长头肌腱，显示为椭圆形的高回声结构（箭），位于肱骨大结节与小结节之间；C.肱二头肌长头肌腱短轴切面示意图

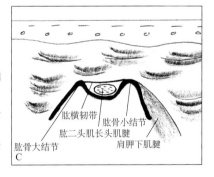

肱横韧带 肱骨小结节 肱二头肌长头肌腱 肩胛下肌腱 肱骨大结节

肱横韧带显示为位于肱骨大、小结节之间的纤维带状高回声结构。动态超声检查时，将肘部放在身体旁保持不动，肩部做内旋和外旋的动作，可观察肱横韧带的完整性和肱二头肌长头肌腱有无脱位。正常情况下，长头肌腱应位于结节间沟内，而脱位时，可见其位于结节间沟外（多向结节间沟内侧脱出）。

　　探头保持横切向上移动可至肩袖间隙内。肩袖间隙内除肱二头肌长头肌腱外，还可见喙肱韧带，位于肱二头肌长头肌腱浅侧，呈带状等回声结构（图1-2）。自结节间沟向远侧移动探头，于肱二头肌长头肌腱的肌肉－肌腱移行处浅侧可见胸大肌肌腱，其为一宽扁的肌腱，从前部跨过肱二头肌后止于肱骨大结节嵴（图1-3）。

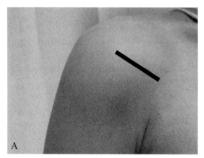

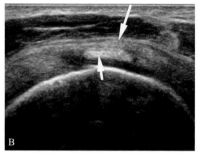

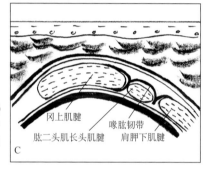

**图1-2　肩袖间隙处喙肱韧带**

A.探头位置；B.超声显示喙肱韧带（长箭）位于肱二头肌长头肌腱（短箭）浅侧，并向后与冈上肌腱和关节囊融合；C.肩袖间隙处喙肱韧带示意图

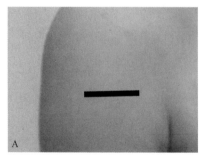

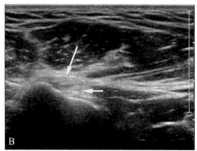

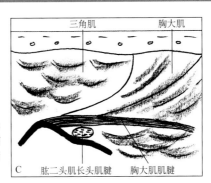

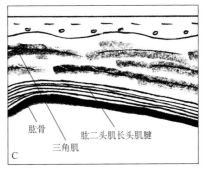

**图1-3 胸大肌肌腱**

A.探头位置；B.超声显示胸大肌肌腱（长箭）附着于肱骨，位于肱二头肌长头肌腱（短箭）浅侧；C.胸大肌肌腱肱骨附着处示意图

## 二、肱二头肌长头肌腱长轴切面

探头自上一切面旋转90°显示肱二头肌长头肌腱长轴，向下一直扫查至肌肉-肌腱移行处，向上至盂肱关节腔内（图1-4）。肌腱呈带状高回声结构，内可见多条细线状回声。检查时，要使声束垂直于肌腱，即采用探头远侧加压、近侧轻抬的方法，可避免各向异性伪像的出现。

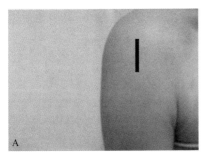

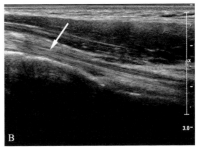

**图1-4 肱骨结节间沟处肱二头肌长头肌腱长轴切面**

A.探头位置；B.纵切面显示肱二头肌长头肌腱，显示为条形较致密高回声结构（箭）；C.肱二头肌长头肌腱长轴切面示意图

## 三、肩胛下肌腱长轴切面

患者外旋其上臂，探头横切，从结节间沟向内侧移动，为肩胛下肌腱长轴切面，其在肱骨小结节附着处呈鸟嘴状（图1-5）。探头要向上、向下移动，以全面扫查整个肌腱。检查时，可被动外旋、内旋上臂，以观察肌腱的完整性。超声检查时让患者上臂抗阻力外展，有助于肌腱微小撕裂的检出。

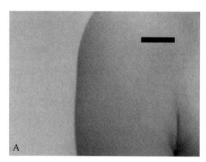
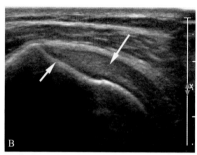

∧∨ ▶ **图1-5　肩胛下肌腱长轴切面**
A.探头位置；B.超声显示肩胛下肌腱（长箭）附着于肱骨小结节（短箭）；C.肩胛下肌腱长轴切面示意图

探头向内侧移动以显示喙突，并让患者做肩部外旋和内旋活动，以检查有无喙突下肌腱撞击，或喙突下滑囊有无积液。喙突下滑囊一般位于喙突的内侧，超声难以显示。当肩部外旋时，滑囊内积液可位于喙突外侧而易于显示。

## 四、肩胛下肌腱短轴切面

探头自上一切面旋转90°，为肩胛下肌腱短轴切面，有时呈多束状结构，束状结构之间可见低回声的肌肉组织（图1-6）。检查时，要自内向外全面扫查。

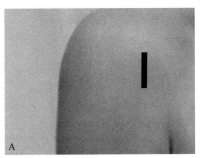
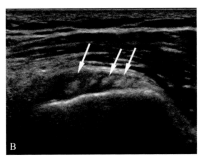
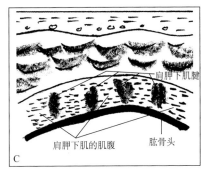

**图1-6 肩胛下肌腱短轴切面**
A.探头位置；B.超声显示肩胛下肌腱短轴
切面（箭）；C.肩胛下肌腱短轴切面示意图

## 五、冈下肌腱和小圆肌腱长轴切面

嘱患者背朝检查者，手放在大腿部或对侧肩上。冈下肌腱在肱骨大结节附着处呈鸟嘴状（图1-7）。让患者被动外旋和内旋上臂有利于冈下肌腱病变的检查。检查完冈下肌腱后，向下移动探头显示小圆肌腱（图1-8）。小圆肌腱较短，冈下肌腱较长。小圆肌腱的病变较少，因此可不作为常规检查项目。

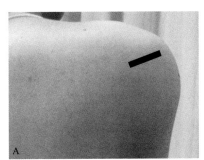
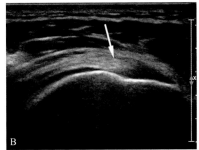

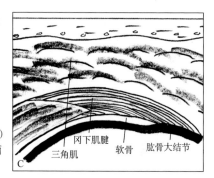

图1-7 冈下肌腱长轴切面

A.探头位置；B.超声显示冈下肌腱（箭）附着于肱骨大结节；C.冈下肌腱长轴切面示意图

三角肌　冈下肌腱　软骨　肱骨大结节

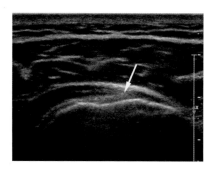

图1-8 小圆肌腱

超声显示小圆肌腱（箭）附着于肱骨大结节下段

## 六、横切面显示盂肱关节后部和后盂唇

将探头从冈下肌腱向内下方略移动，可显示盂肱关节后部（图1-9）。关节软骨显示为带状低回声附着在强回声的肱骨头上。后盂唇超声上呈三角形的高回声，位于关节盂与肱骨头之间。

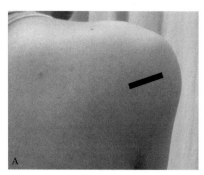

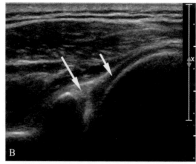

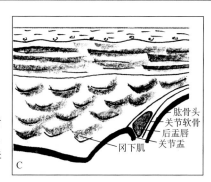

**图1-9　盂肱关节后部和后盂唇**
A.探头位置；B.超声显示盂肱关节盂及后盂唇，后盂唇呈三角形偏高回声（长箭），关节软骨呈带状低回声（短箭）；C.盂肱关节后部和后盂唇示意图

## 七、横切面显示冈盂切迹

探头继续向内侧移动至关节盂内侧，探头内侧端略向上倾斜可显示冈盂切迹（图1-10），肩胛上动静脉和肩胛上神经在此经过。彩色多普勒检查可显

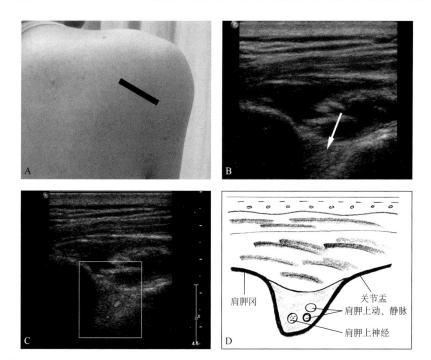

**图1-10　冈盂切迹**
A.探头位置；B.灰阶超声显示冈盂切迹（箭），位于肩胛冈底部与关节盂之间；C.彩色多普勒血流成像（CDFI）于切迹内可见肩胛上动、静脉血流信号；D.冈盂切迹示意图

示肩胛上动脉的血流信号。检查时，探头应向上和向下移动以全面显示冈盂切迹。

## 八、冈上肌腱长轴切面

冈上肌腱是肩袖病变中最易累及的肌腱，其前侧借肱二头肌长头肌腱与肩胛下肌腱相间隔，而在后部其与冈下肌腱无明确分界。正常情况下，冈上肌腱前后径约2.5cm。

由于冈上肌腱位于肩峰与肱骨头之间，因此上肢中立位时超声仅能显示冈上肌腱的远端。让患者采用改良的Crass体位（即Middleton体位）进行检查（图1-11），可较全面地显示肌腱，甚至可显示肌-腱移行处。检查时，患者上臂后伸，肘部屈曲并指向后方，手掌放于同侧髂嵴后外部，约臀部裤子后兜部位，此时冈上肌腱旋转至肩前部。亦有学者主张患者采用Crass体位（图1-12），即检查侧上肢最大限度内旋和后伸，肘部与胸壁外侧紧贴，前臂放于背后，手背紧贴对侧肩胛骨。采用Crass体位时可使肌腱紧张，有助于微小撕裂的显示。但也存在一定缺陷：此体位可使有症状的患者肩部疼痛加剧，无法配合检查；另外，由于肩部过度内旋，可导致冈上肌腱前1/3部分和肩袖间隙过度向内侧移位而无法显示。正常冈上肌腱显示为较厚的高回声结构，肌腱浅侧为三角肌下滑囊，肌腱深部为呈低回声的关节软骨和呈强回声的肱骨头（图1-13）。

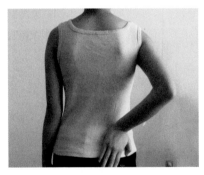

︿ 图1-11　改良Crass体位

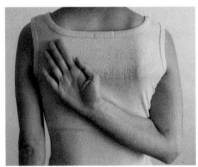

︿ 图1-12　Crass体位

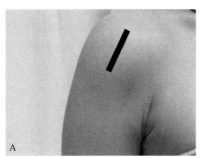

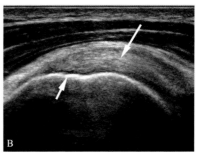

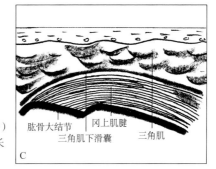

**图1-13 冈上肌腱长轴切面**
A.探头位置；B.超声显示冈上肌腱（长箭）附着于肱骨大结节（短箭）；C.冈上肌腱长轴切面示意图

示意图标注：肱骨大结节　冈上肌腱　三角肌下滑囊　三角肌

## 九、冈上肌腱短轴切面

探头旋转90°可显示冈上肌腱短轴切面（图1-14）。冈上肌腱前面紧邻肱二头肌长头肌腱。

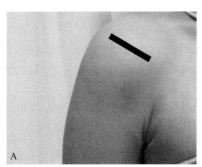

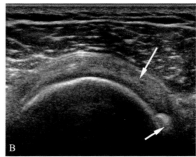

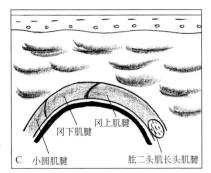

图1-14　冈上肌腱短轴切面
A.探头位置；B.超声显示冈上肌腱短轴切面（长箭），其前面紧邻肱二头肌长头肌腱（短箭）；C.冈上肌腱短轴切面示意图

## 十、肩峰下撞击动态超声检查

动态超声检查可用于判断有无肩峰下撞击征。检查时，患者肩部中立位，探头内侧放置在肩峰外缘上，冠状切面显示肩峰、冈上肌腱和肱骨大结节（图1-15）。然后让患者肩部外展，动态观察冈上肌腱及其浅侧滑囊向肩峰深部移动的情况（图1-16）。正常情况下可见肱骨大结节、冈上肌腱及滑囊从肩峰外侧平滑地移向肩峰深部，患者无活动受限或疼痛感。如肱骨头移动受阻，则为肩峰下撞击征阳性。

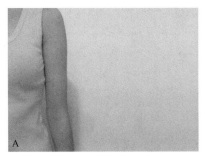

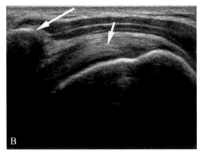

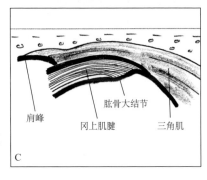

图1-15　肩部中立位时冈上肌腱
A.患者体位；B.超声显示肩峰（长箭）及其下方冈上肌腱（短箭）；C.肩部中立位时冈上肌腱示意图

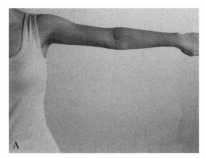

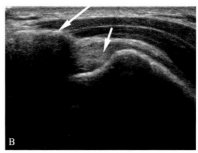

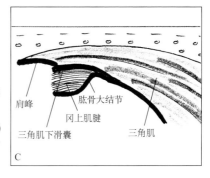

**▲ ▶ 图1-16 肩峰下撞击检查（肩部外展）**

A.患者体位；B.超声显示冈上肌腱（短箭）从肩峰（长箭）外侧滑至肩峰深部；C.肩峰下撞击检查示意图

肩峰　肱骨大结节　冈上肌腱　三角肌下滑囊　三角肌

## 十一、横切面显示肩锁关节

患者上肢中立位放在身体一侧，探头放在肩锁关节上，冠状切面显示肩锁关节（图1-17）。正常情况下锁骨位置要略高于肩峰，前部的关节间隙要比后部的关节间隙宽。检查时，探头从前向后移动以全面扫查。动态超声检查时，检查侧上臂可做外展和内收动作。而临床怀疑肩锁关节不稳时，可让患者在手部持重物条件下，测量肩锁关节分离程度，并与对侧肩锁关节进行对比。肩锁韧带显示为连接锁骨远端和肩峰的弧形低回声结构。

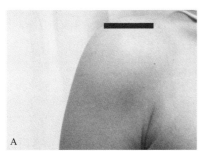

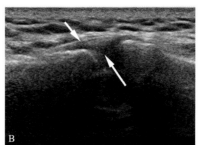

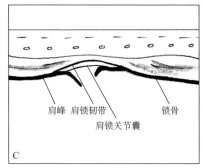

**图1-17　肩锁关节**

A.探头位置；B.超声显示肩锁关节腔（长箭）及肩锁韧带（短箭）；C.肩锁关节示意图

（图中标注：肩峰　肩锁韧带　锁骨　肩锁关节囊　C）

提示：

1.肱二头肌长头肌腱为肩袖超声检查中的一个重要解剖标志，位于冈上肌腱与肩胛下肌腱之间的肩袖间隙内。

2.肩袖前部横切时，肱二头肌长头肌腱显示为位于冈上肌腱与肩胛下肌腱之间的高回声结构，注意不要将其误认为钙化灶或瘢痕组织。

3.正常情况下，肩袖间隙内肱二头肌长头肌腱两侧可各见一低回声区，不要将其误诊为肌腱断裂。

4.正常肩袖前部最厚，约6mm，向后逐渐变薄，后部厚约3.6mm，注意不要将肩袖向后逐渐变薄的表现当作异常。只发生在肩袖后部的撕裂非常少见。

5.年轻人和运动员的肩袖回声较均匀，但随着年龄的增长或活动量的减少，肩袖可表现为局部回声不均匀，但这种不均匀改变与周围肌腱分界不清，且双侧较为对称，可能与肌腱的纤维脂肪变有关，并非病理改变。

6.部分肩袖组织由于位于肩峰的近端和深部，因此超声检查不能显示全部的肌腱。令患者上臂后伸和内旋可观察到更大范围的肌腱，但显示完整的肌腱较为困难。然而，多数肩袖病变发生在肌腱远段约1.5cm范围内，因此可被超声显示。

**附：肩部常用骨性标志**

1.肩胛冈　呈一个顶角向内的三角形，位于肩胛骨后面上1/4与下3/4交界处，将肩胛骨后面分为两个部分：上方的冈上窝和下方的冈下窝。肩胛冈的外侧缘和后缘变宽形成肩峰。肩峰的后下缘、外侧缘及肩峰的尖部为三角肌附着处。

2.喙突 位于肱骨头内侧和锁骨下方，为胸小肌、喙肱肌和肱二头肌短头肌腱的附着处。

# 第2章 肘部解剖与超声检查

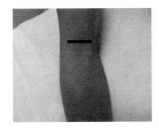

**目　录**

# 第一节　肘部主要结构与解剖

1.**肘关节**　为肱骨下端与尺、桡骨上端构成的复关节，关节囊内包含3个关节。①肱尺关节：由肱骨滑车与尺骨滑车切迹构成；②肱桡关节：由肱骨小头与桡骨头关节凹构成；③桡尺近侧关节：由桡骨头环状关节面与尺骨桡切迹构成。肘关节囊的前、后壁薄而松弛，两侧壁厚而紧张，并有尺侧和桡侧副韧带加强。此外，在桡骨环状关节面周围有一桡骨环状韧带围绕，它使桡骨头在旋转时不易脱出。

2.**肱三头肌**　位于肱骨后方，起端有3个头，长头起自肩胛骨关节盂下方，内侧头和外侧头均起自肱骨背面，3个头汇合成肌腹以扁腱止于尺骨鹰嘴。

3.**肱二头肌**　起端有长、短两个头，长头起自肩胛骨关节盂的上方，经过肱骨头前上方，继而沿肱骨的结节间沟下行，短头起自肩胛骨喙突，两个头汇合成一个肌腹，经过肘关节前方，以一圆腱止于桡骨粗隆。在肘前部，肱二头肌远侧肌腱位于肱肌的浅侧、肱动脉的外侧。

4.**肘内侧屈肌总腱**　前臂前群肌肉中，旋前圆肌、桡侧腕屈肌、掌长肌、尺侧腕屈肌起自肱骨内上髁，还有指浅屈肌的部分也起自肱骨内上髁。上述肌群以屈肌总腱起自肱骨内上髁。

5.**肘外侧伸肌总腱**　前臂后群肌肉中，桡侧腕短伸肌、指伸肌、小指伸肌、尺侧腕伸肌、旋后肌，上述肌群以伸肌总腱起自肱骨外上髁。

6.**肘内侧副韧带**　包括前束、后束和斜束三部分。前束较为强壮，呈索带状，肘部伸直位时被拉紧，其位于肱骨内上髁的前下部和尺骨冠突内缘之间，对于维持肘部外翻，特别是肘部伸直位时关节的稳定性具有重要作用。相反，后束较为薄弱，呈扇状，肘部屈曲时其被拉紧，位于肱骨内上髁的后下部和尺骨鹰嘴的内缘之间。斜束的作用最弱，位于前束和后束在尺骨上的止点之间。

7.**肘外侧副韧带**　主要包括桡侧副韧带、外侧尺副韧带和环状韧带。桡侧副韧带起自肱骨外上髁的下面，在肘外侧伸肌总腱的下方，向下与环状韧带相编织。外侧尺副韧带起自肱骨外上髁偏后的部位，向下止于尺骨的旋后肌嵴。环状韧带环绕桡骨头，止于尺骨的桡切迹。

## 第二节 肘部超声检查方法

肘部超声检查部位可分为前部、后部、内侧、外侧共四个区。

### 一、肘前部

检查肘关节前部，患者可采取坐位，面向检查者，前臂旋后伸展在检查桌上。可从横切面开始扫查，观察肱骨远端的软骨是否光滑和完整（图2-1）。正常情况下，关节表面可见低回声的关节软骨，前关节囊为一薄的线状高回声覆盖在关节软骨上，肱肌走行于关节囊的内前方，而肱桡肌走行于外前方。纵切面检查时，探头可从内向外依次检查内侧的肱尺关节和外侧的肱桡关节（图2-2，图2-3）。正常情况下，关节前脂肪垫为高回声。关节腔有积液时，脂肪垫被向前推移。应注意观察关节面和关节软骨的形态、厚度、有无变薄、缺损、骨赘等，关节腔内有无积液和关节内游离体。

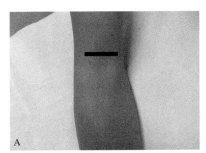

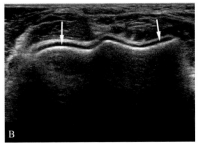

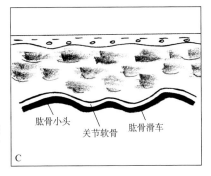

◇◇ 图2-1 肘关节前部

A.探头位置；B.肘前部横切面显示关节软骨（箭），呈薄的带状低回声覆盖了软骨下骨；C.肘关节前部示意图

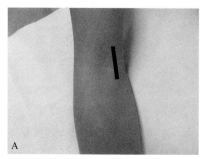

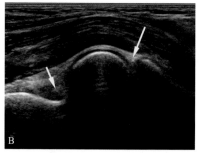

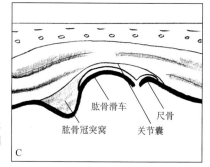

△ ▷ **图2-2　肘关节内侧**

A.探头位置；B.纵切面显示肱尺关节（长箭）及肱骨冠突窝（短箭）；C.肘关节内侧示意图

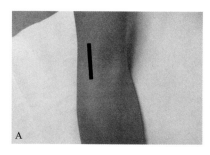

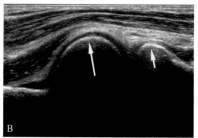

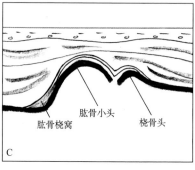

△ ▷ **图2-3　肘关节外侧**

A.探头位置；B.纵切面显示肱桡关节，上方为肱骨小头（长箭），下方为桡骨头（短箭）；C.肘关节外侧示意图

肘关节前部还需要检查肱二头肌远侧肌腱有无异常（图2-4）。由于其向深部斜行止于桡骨粗隆，且在远端呈扇形展开，因此超声显示该肌腱的远端较为困难。前臂最大限度地旋后有助于显示肱二头肌远侧肌腱的止点。检查时，可首先从肱二头肌远侧肌腱与肌腹移行处开始检查，然后逐渐向远侧移动探头以检查其远段。此处，还可检查桡骨粗隆及肱桡滑囊。

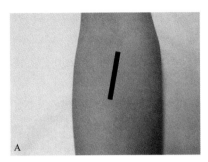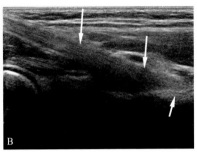
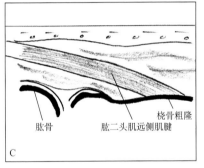

**图2-4　肱二头肌远侧肌腱远端附着处**

A.探头位置；B.超声显示肱二头肌腱远端（长箭）附着于桡骨粗隆（短箭）；C.肱二头肌腱远端附着处示意图

提示：
1.肱二头肌远侧肌腱位于肱肌的浅侧和肱动脉的外侧。
2.由于肱二头肌远侧肌腱远端向深部斜行止于桡骨粗隆，从肘前部检查其远段时，前臂要尽量旋后。

## 二、肘内侧

1.屈肌总腱　检查肘内侧时，患者肘关节伸直，前臂完全旋后，纵切面显示肱骨内上髁和屈肌总腱（图2-5）。屈肌总腱上端附着于肱骨内上髁，内呈致密的纤维带状回声。内侧屈肌总腱的起点要比外侧伸肌总腱宽。检查时必须观察肌腱的形态、有无增厚、内部有无钙化和撕裂、局部有无压痛等。注意进行双侧对比。除检查屈肌总腱外，还要观察其附着处肱骨内上髁的骨面是否平滑，有无不规则性改变。

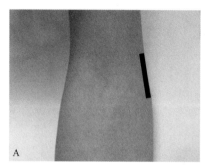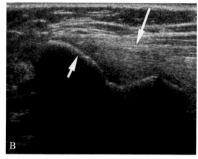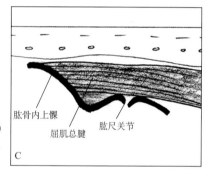

**图2-5　肘内侧屈肌总腱**
A.探头位置；B.超声显示屈肌总腱（长箭）附着于肱骨内上髁（短箭）；C.肘内侧屈肌总腱示意图

2.肘关节尺侧副韧带　超声检查尺侧副韧带时，肘部屈曲20°～30°，探头放在肘内侧进行冠状切面扫查（图2-6）。首先显示肱骨内上髁，显示为肱骨下段的一个骨性强回声突起。然后探头向下显示尺骨上段，在肱骨内上髁与尺骨冠突之间寻找肘内侧副韧带，其在超声上显示为位于肘内侧屈肌总腱深部的高回声纤维状结构，其走行与屈肌总腱略有不同。

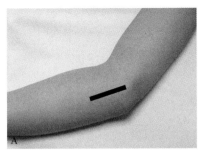

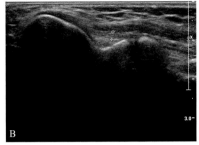

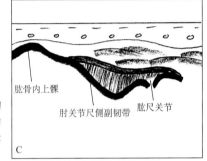

**图2-6　肘关节尺侧副韧带**

A.探头位置；B.超声显示肘关节尺侧副韧带位于肱骨内上髁的前下部和尺骨冠突的内缘之间（标尺）；C.肘关节尺侧副韧带示意图

肱骨内上髁

肘关节尺侧副韧带　肱尺关节

---

提示：

尺侧副韧带最主要的部分为前束，检查时首先显示肱骨内上髁，然后在其下方与尺骨上端之间寻找呈束状回声的尺侧副韧带前束。

---

## 三、肘外侧

1.伸肌总腱　检查肘外侧时，患者肘部屈曲，手掌平放在检查床或位于中立位（图2-7），可纵切面检查肱骨外上髁和伸肌总腱。正常情况下，伸肌总腱显示为鸟嘴状的高回声结构，内部呈纤维束状回声，上端起自肱骨外上髁的约上1/2骨面越过肱桡关节的外侧，向下与环状韧带融合。肱骨外上髁骨皮质呈平滑的强回声。

2.肘桡侧副韧带　肘桡侧副韧带起自肱骨外上髁的下面，呈薄的致密纤维带状回声（图2-8），其走行与伸肌总腱略有不同，并在远端与桡骨环状韧带相融合（图2-9）。

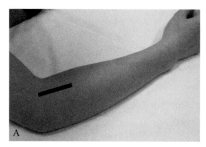

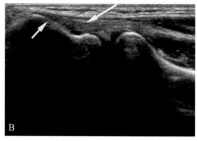

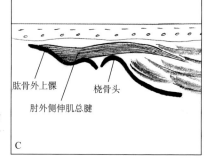

**图2-7 肘外侧伸肌总腱**

A.探头位置；B.超声显示肘外侧伸肌总腱（长箭）附着于肱骨外上髁（短箭）；C.肘外侧伸肌总腱示意图

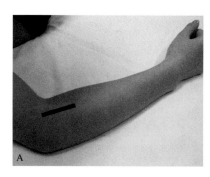

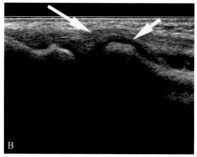

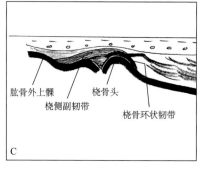

**图2-8 肘桡侧副韧带**

A.探头位置；B.超声显示肘桡侧副韧带（长箭）和环状韧带（短箭）；C.肘桡侧副韧带示意图

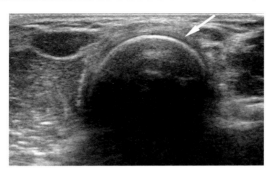

△ 图2-9 横切面显示桡骨头处环状韧带（箭）

提示：

　　检查肱骨外上髁及伸肌总腱时，除观察伸肌总腱有无异常外，一定要注意观察肱骨外上髁骨面是否平滑，有无骨赘形成。

## 四、肘后部

　　**肱三头肌和鹰嘴窝** 患者肘关节屈曲90°，手掌放置在检查床上。首先从纵切面检查肱三头肌腱及其在尺骨鹰嘴的附着处（图2-10，图2-11）。可让患者肘部屈曲和伸直以进行动态超声检查，有助于观察肌腱的完整性和内部有无异常回声。鹰嘴窝为位于肱骨远端后部的一个浅窝，内充填偏高回声的脂肪垫。检查尺骨鹰嘴滑囊时，应注意局部多放耦合剂及探头轻放，以避免对滑囊的挤压。

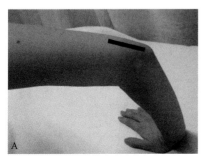

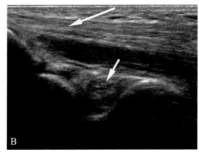

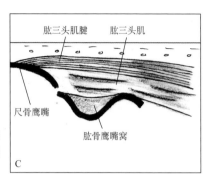

**图2-10　肱骨鹰嘴窝纵切面**

A.探头位置；B.纵切面显示肱三头肌腱（长箭）及肱骨鹰嘴窝（短箭）；C.肱骨鹰嘴窝纵切面示意图

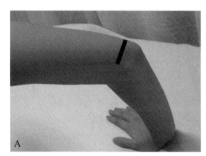

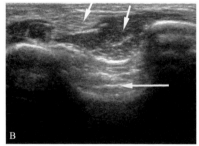

**图2-11　肘后肱骨鹰嘴窝横切面**

A.探头位置；B.超声显示肱骨鹰嘴窝（长箭），其浅侧为肱三头肌及其肌腱（短箭）；C.肱骨鹰嘴窝横切面示意图

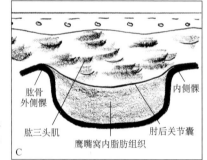

提示：

　　检查尺骨鹰嘴皮下滑囊时，探头一定要轻放，以避免挤压滑囊。

### 附：肘部常用骨性标志

1.尺骨鹰嘴　尺骨上端有两个朝前的明显凸起，上方大者称鹰嘴，下方小者称冠突。

　　2.肱骨内上髁、外上髁　肱骨下端的两侧各有一个突起，分别称为内上髁和外上髁。半屈肘时，可见尺骨鹰嘴、肱骨内上髁、肱骨外上髁三者呈三角形，肱骨内、外上髁连线为底，尺骨鹰嘴为顶角。

# 第3章 手腕部解剖与超声检查

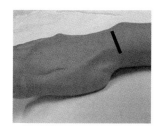

目 录

# 第一节　手腕部主要结构与解剖

1.手腕部关节　手腕部关节较多，主要有桡腕关节、腕骨间关节和腕掌关节等。桡腕关节即腕关节，由桡骨下端的腕关节面、尺骨下端的关节盘做成关节窝，手舟骨、月骨和三角骨共同组成关节头。关节囊松弛，四周有韧带加强。腕骨间关节为腕骨互相之间的连结，属微动关节。腕掌关节由远侧列腕骨与5个掌骨底构成。掌指关节由掌骨头和近侧指骨底构成。

2.腕背侧肌腱　腕背部浅层为伸肌支持带，对腕伸肌腱起固定作用，并发出纤维隔将腕部的肌腱分为6个腔室。第1个腔室位于桡骨远端的外侧，内含拇长展肌腱和拇短伸肌腱，各有自己的腱鞘。第2个腔室位于Lister结节的桡侧，内含桡侧腕长伸肌腱、桡侧腕短伸肌腱，各有独立的腱鞘，分别止于第2、3掌骨底。第3个腔室内为拇长伸肌腱及其腱鞘，位于Lister结节的尺侧，绕过结节后经过桡侧腕长伸肌和桡侧腕短伸肌肌腱的浅侧，进入拇指，止于远节指骨的底部。第4个腔室内为指伸肌腱和示指固有伸肌腱，共有一个腱鞘。伸肌支持带在此区域最厚，呈带状低回声。第5个腔室内为小指伸肌腱及其腱鞘，位于桡尺远侧关节处。第6个腔室位于尺骨茎突底部附近的骨沟内，内为尺侧腕伸肌腱及其腱鞘。

3.手腕部掌侧肌腱　拇长屈肌腱止于拇指远节指骨。指浅屈肌肌腹在前臂远段移行为4条肌腱，分别进入第2～5指的屈肌腱腱鞘内，止于中节指骨的两侧。指深屈肌肌腹移行为4条长腱，在指浅屈肌腱的深面下行，止于第2～5指远节指骨。另有尺侧腕屈肌腱止于豌豆骨，桡侧腕屈肌腱止于第2掌骨底。

4.指屈肌腱纤维鞘　纤维鞘为指屈肌腱腱鞘的一个局部增厚，从近侧到远侧共有5个环状韧带，分别为A1～A5滑车，两侧止于指骨边缘，构成滑车系统，当腱鞘内屈肌腱活动时，可以使其紧贴指骨；3个交叉韧带分别为C1～C3滑车。A1、A3、A5滑车分别位于掌指关节、近侧指间关节、远侧指间关节，A2、A4滑车分别位于指骨近节、中节的中部。A2、A4滑车在手指的生物力学上起着非常关键的作用，A1滑车病变为扳机指常见的发病原因。

5.腕关节韧带　腕关节囊由强韧的桡腕背侧韧带和桡腕掌侧韧带加强。桡腕掌侧韧带从桡骨延伸至两列腕骨，该韧带强韧并有定向，以便在前臂旋后时，手随着桡骨旋转。桡腕背侧韧带与桡腕掌侧韧带方向相同，在前臂旋前时，手也随着桡骨旋转。

6.骨间内在韧带　主要有舟月韧带和月三角韧带，均包括三部分，即背侧、中部和掌侧，其中背侧较为重要。

7.拇指尺侧副韧带　位于拇内收肌腱膜的下方，自掌骨头的尺侧斜行走向拇指近节的桡侧结节。拇内收肌腱膜是由来自拇内收肌肌腱和拇短展肌肌腱的纤维组织构成。

8.三角纤维软骨复合体　是由桡尺背侧、掌侧韧带、关节盘（或三角纤维软骨）、尺月韧带、尺三角韧带、尺侧副韧带和半月板近似物构成。三角纤维软骨一端连于桡骨下端内侧的尺切迹下缘，另一端附着于尺骨茎突的内侧，故桡腕关节与桡尺远侧关节不相通。半月板近似物由纤维结缔组织构成，位于三角纤维软骨尺侧的远侧。

## 第二节　手腕部超声检查方法

检查手部和腕部要用10～15MHz或20MHz的线阵探头，特别表浅的结构需要用一个耦合垫。首先横切面检查肌腱，然后进行纵切面检查。检查肌腱时应注意使声束垂直于肌腱，以减少各向异性伪像的发生。

### 一、腕背侧肌腱

检查时患者取坐位，面对检查者，肘部屈曲，前臂旋前，腕部中立位或轻度屈曲。伸肌腱的检查首先从Lister结节横切开始，其桡侧为桡侧腕短伸肌腱、桡侧腕长伸肌腱，即第2腔室（图3-1），其中桡侧腕短伸肌腱紧邻Lister结节。再向桡侧为拇短伸肌腱和拇长展肌腱，为第1腔室（图3-2）。然后再将探头放在Lister结节上，紧邻其尺侧为拇长伸肌腱，即第3腔室。判断其是否为拇长伸肌腱，可以让患者做伸屈拇指指间关节的动作，此时可见拇长伸肌腱移动。再向尺侧为指伸肌腱及示指固有伸肌腱，即第4腔室，小指伸肌腱即第5腔室（图3-3），伸小指时可见小指伸肌腱移动。最后将探头放在腕部的尺侧以检查尺侧腕伸肌腱，此为第6腔室，动态检查有助于观察此肌腱有无脱位。检查肌腱时应横切面与纵切面结合检查。

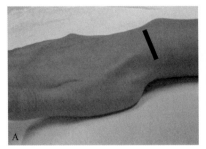
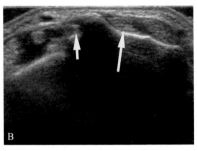

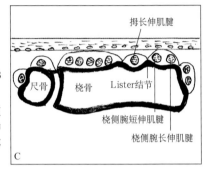

**图3-1 腕背侧肌腱第2腔室和第3腔室**

A.探头位置；B.超声横切面显示桡侧腕短伸肌腱（长箭）、桡侧腕长伸肌腱及拇长伸肌腱（短箭）；C.腕背侧肌腱第2腔室和第3腔室示意图

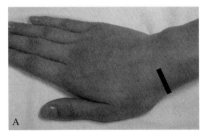
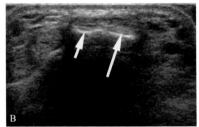

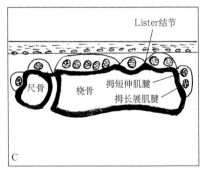

**图3-2 腕背侧肌腱第1腔室**

A.探头位置；B.超声横切面显示腕背部第1腔室：拇长展肌腱（长箭）及拇短伸肌腱（短箭）；C.腕背侧肌腱第1腔室示意图

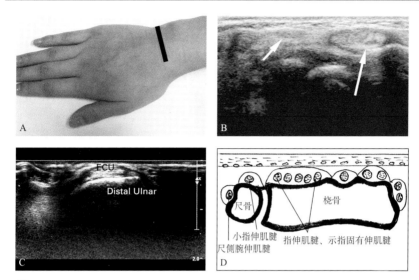

**图3-3　腕背侧肌腱第4、5、6腔室**

A.探头位置；B.横切面显示腕背侧第4腔室：指伸肌腱及示指固有伸肌腱（长箭），第5腔室：小指伸肌腱（短箭）；C.横切面显示第6腔室：尺侧腕伸肌腱［extensor carpi ulnaris，ECU］，尺骨远端（distal ulnar）；D.腕背侧肌腱第4、5、6腔室示意图

---

提示：

　　Lister结节为桡骨远段背侧的一个骨性突起，是检查腕部伸肌腱的一个重要标志。

---

## 二、指伸肌腱

　　指伸肌腱位置较浅，检查时局部可多放耦合剂。检查时首先纵切面显示指伸肌腱（图3-4），由于肌腱较细，可让患者做屈伸远节指骨的动作，此时可见肌腱滑动。然后再做横切面检查。

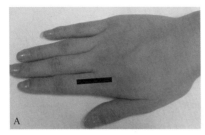

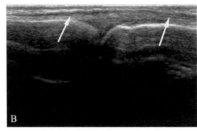

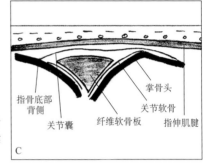

图3-4　掌指关节处指伸肌腱

A.探头位置；B.超声显示示指掌指关节背侧指伸肌腱（箭）；C.掌指关节处指伸肌腱示意图

图C标注：指骨底部背侧；关节囊；纤维软骨板；关节软骨；掌骨头；指伸肌腱

## 三、腕背侧韧带

腕部最重要的两个韧带为舟月韧带、月三角韧带。检查时前臂旋前，腕部放在一个枕垫上，略屈曲。超声较易显示，首先横切显示Lister结节，然后逐渐向远端移动，直至显示舟月韧带、月三角韧带（图3-5）。舟月韧带为手舟骨与月骨之间的三角形高回声结构，而月三角韧带为月骨与三角骨之间的带状高回声结构。

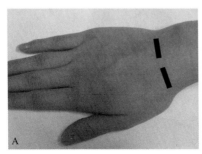

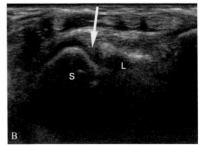

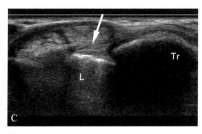
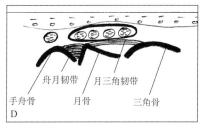

**图3-5 舟月韧带及月三角韧带**

A.探头位置；B.超声显示舟月背侧韧带（箭），呈三角形等回声（S：手舟骨；L：月骨）；C.超声显示月三角韧带（箭），为月骨与三角骨之间的带状高回声结构（L：月骨；Tr：三角骨）；D.舟月韧带、月三角韧带示意图

## 四、三角纤维软骨复合物

检查时前臂旋前，腕部轻度桡偏，探头放在腕部尺侧纵切，首先显示尺侧腕伸肌腱，此肌腱可作为声窗。由于需要显示关节盘的桡骨附着部分，因此需要探头有较高的穿透力，可用7～13MHz的探头。检查时，应适当增加增益，直至显示关节盘在桡骨附着处。三角纤维软骨呈高回声的三角形结构，底部靠近尺侧腕伸肌腱，尖部附着在桡骨（图3-6）。注意较浅侧的为半月板近似物，呈三角形等回声，勿将其当作关节盘。

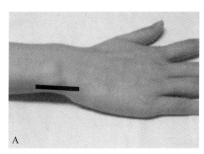
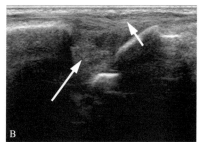

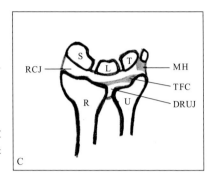

**▲▶ 图3-6　三角纤维软骨**

A.探头位置；B.超声显示三角纤维软骨（长箭），其浅侧为尺侧腕屈肌腱（短箭）；C.三角纤维软骨示意图（S：手舟骨；L：月骨；T：三角骨；R：桡骨；U：尺骨；MH：半月板近似物；TFC：三角纤维软骨；DRUJ：远侧桡尺关节；RCJ：桡腕关节）

## 五、拇指尺侧副韧带

　　检查时将探头放在拇指掌指关节的尺侧纵切面扫查。正常拇指尺侧副韧带呈弧形低回声覆盖掌指关节（图3-7），其浅侧为皮下组织和内收肌腱膜。

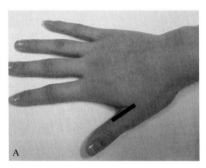

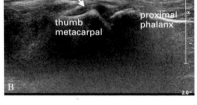

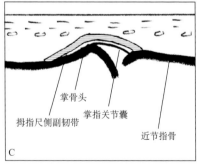

**▲▶ 图3-7　拇指尺侧副韧带**

A.探头位置；B.超声显示拇指尺侧副韧带（箭），连于掌指关节（thumb metacarpal：拇指掌骨；proximal phalanx：近节指骨）；C.拇指尺侧副韧带示意图

## 六、指屈肌腱

在腕掌侧，拇指和第2～5指屈肌腱走行在腕管内（图3-8）。拇长屈肌腱位于腕管的桡侧，第3、4指浅屈肌腱位于第2、5指浅屈肌腱的浅侧，4个指深屈肌腱相邻，位于第2、5指浅屈肌腱后方。腕管顶部为屈肌支持带，腕管底部为腕骨，近侧为手舟骨结节（桡侧）和豌豆骨（尺侧），远侧为大多角骨（桡侧）和钩骨钩（尺侧）。腕管处横切时肌腱均呈高回声。检查时注意使声束垂直于肌腱，以避免出现各向异性伪像。腕管内除指屈肌腱外还有正中神经，其紧邻屈肌支持带深部，横切面显示为筛网状结构，中间低回声的为神经纤维束，高回声的为神经束膜回声。

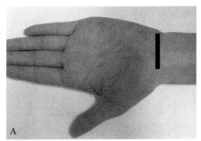

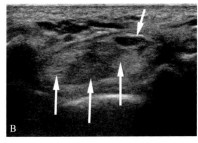

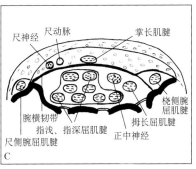

◁▷ **图3-8　腕管指屈肌腱**
A.探头位置；B.超声显示腕管内指屈肌腱（长箭）和正中神经（短箭），部分肌腱由于各向异性伪像而呈低回声；C.腕管内指屈肌腱示意图

在手掌部，指浅屈肌腱位于指深屈肌腱的浅侧（图3-9，图3-10）。在掌指关节水平，指浅屈肌腱呈扁平状，逐渐变薄加宽，至近节指骨近段开始分裂（图3-11），至近节指骨中段时，分裂为两半，形成"V"形裂隙（图3-12）。以后分裂的腱板纤维经过扭转，围绕深肌腱的侧方而至其背侧（图3-13），彼此交叉至对侧，又形成一个倒"V"形裂沟，经过交叉的纤维最后止于中节指骨

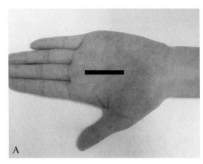

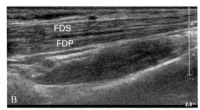

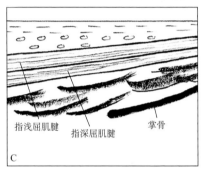

**图3-9　手掌部指屈肌腱长轴切面**

A.探头位置；B.超声纵切面显示手掌部指浅屈肌腱（FDS）及指深屈肌腱（FDP）；C.手掌部指屈肌腱长轴切面示意图

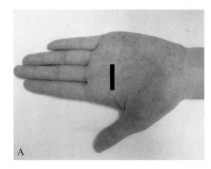

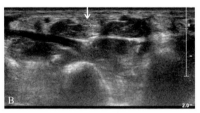

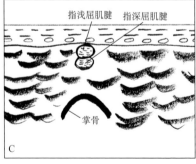

**图3-10　手掌部指屈肌腱短轴切面**

A.探头位置；B.超声横切面显示手掌部指浅屈肌腱（箭）及指深屈肌腱（标尺）；C.手掌部指屈肌腱短轴切面示意图

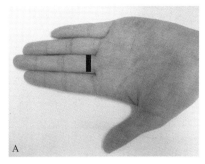

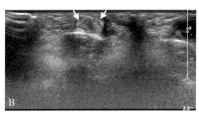

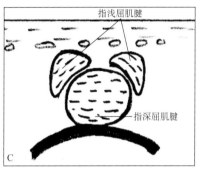

**图3-11　手指近节近段指屈肌腱**

A.探头位置；B.超声显示指浅屈肌腱（箭）至手指近节近段时开始分开，其深部为指深屈肌腱（标尺）；C.手指近节近段屈肌腱示意图

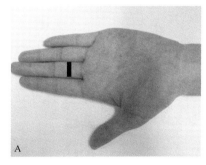

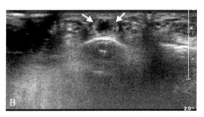

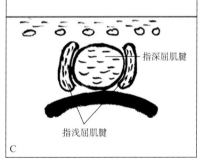

**图3-12　手指近节中段指屈肌腱**

A.探头位置；B.超声显示指浅屈肌腱（箭）分开后位于指深屈肌腱（标尺）两旁，由于各向异性伪像，指深屈肌腱呈低回声；C.手指近节中段指屈肌腱示意图

底（图3-14）。指深屈肌腱止于远节指骨的底部（图3-15）。横切面检查可更好地显示指浅屈肌腱和指深屈肌腱的位置关系。

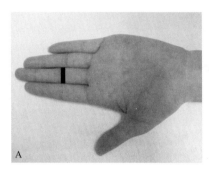

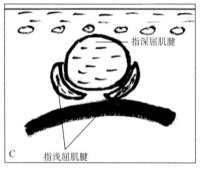

**图3-13 手指近节远段指屈肌腱**
A.探头位置；B.超声显示指浅屈肌腱（箭）围绕指深屈肌腱的侧方而至其背侧，彼此交叉至对侧，最后止于中节指骨底；C.手指近节远段指屈肌腱示意图

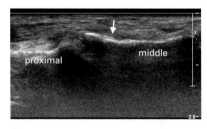

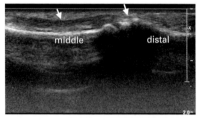

**图3-14 纵切面显示指浅屈肌腱（箭）止于中节指骨底部**
proximal：近节；middle：中节

**图3-15 纵切面显示指深屈肌腱（箭）止于远节指骨底部**
middle：中节；distal：远节

## 七、指屈肌腱纤维鞘

超声在多数病例可显示A1和A2滑车，呈一薄的低回声环状结构止于掌板（图3-16，图3-17）。超声诊断A2滑车损伤可通过显示指屈肌腱脱位而间接诊断，即肌腱远离指骨的掌面。超声检查时，让患者做抗阻力屈曲手指，可引发

屈肌腱的脱位或加重脱位。

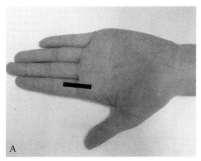

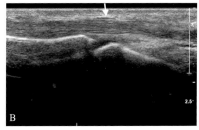

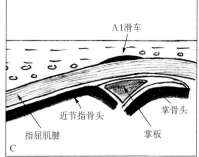

**∧ ∨ 图3-16 A1滑车纵切面**

A.探头位置；B.手指纵切面超声显示第2掌指关节处A1滑车（箭），呈低回声；C.A1滑车纵切面示意图

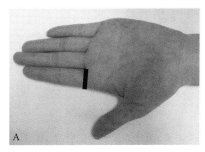

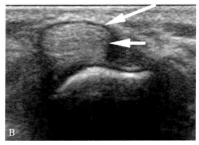

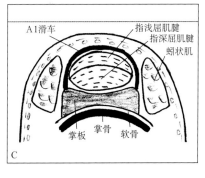

**∧ ∨ 图3-17 手指A1滑车横切面**

A.探头位置；B.横切面显示第2掌指关节处A1滑车（长箭），呈低回声，其深部为指屈肌腱（短箭）；C.A1滑车横切面示意图

**附：腕部骨性标志**

1.**尺骨茎突**　尺骨下端后内侧有向下的突起，称尺骨茎突，其外侧有一条矢状位的沟，沟内有尺侧腕伸肌肌腱通过。

2.**桡骨下端**　略向前弯曲，左右较宽，远端有腕关节面，与腕骨形成桡腕关节。外侧与手舟骨构成关节，内侧与月骨构成关节。

3.**桡骨茎突**　桡骨下端外侧向下突出的部分称桡骨茎突。

4.**鼻烟窝**　拇指背伸时拇长伸肌腱和拇短伸肌腱在腕部分开，构成一个三角形的窝，三角形近侧为底，远侧为顶角，称为鼻烟窝。鼻烟窝的底近侧为手舟骨，远侧为大多角骨。

5.**豌豆骨**　豌豆骨位于小鱼际的底部，尺侧腕屈肌附着于其前面，因此使此肌腱紧张有利于寻找此骨。其后面与三角骨相关节。

6.**大多角骨**　首先顺拇指的近侧端接触到第1掌骨，第1掌骨底近端即为大多角骨。

7.**小多角骨**　首先找到手背第2掌骨底，其近端即为小多角骨。第2掌骨底是一个突起，而小多角骨的背面为一个凹陷。

8.**头状骨**　为腕骨中最大的一块。可首先定位第3掌骨底，头状骨位于此结构的近侧端。

9.**钩骨钩**　首先找到豌豆骨，钩骨钩位于豌豆骨远侧，方向为豌豆骨与示指连线。

# 第4章　髋部解剖与超声检查

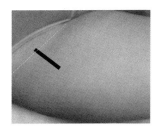

# 第一节　髋部主要结构与解剖

1.髋关节　由髋臼和股骨头构成。髋臼周缘有关节唇即髋臼唇，它能增加关节窝的深度。髋关节的关节囊厚而坚韧，上方附于髋臼唇，下方前面附于转子间线，后面包被股骨颈内侧的2/3，股骨颈外侧1/3在囊外。关节囊壁有韧带加强，其中最强韧的为前方的髂股韧带。

2.髂腰肌　由腰大肌和髂肌结合而成。腰大肌起自腰椎体侧面；髂肌起自髂窝，两肌汇合后，经腹股沟韧带深面到达股部止于股骨小转子。

3.阔筋膜张肌　起自髂前上棘，肌腹被包于阔筋膜的两层之间，向下移行为髂胫束，止于胫骨Gerdy结节。

4.臀大肌　起自骶骨和髂骨外面，止于股骨的臀肌粗隆和髂胫束。

5.臀中肌　位于臀部外上部，大部被臀大肌覆盖，其肌腱止于股骨大转子。

6.臀小肌　位于臀中肌深面，和臀中肌一起止于股骨大转子。

7.缝匠肌　起自髂前上棘，斜向内下方，远端肌腱止于胫骨上端内侧面。

8.股四头肌　为人体中体积最大的肌肉，有4个头，分别为股直肌、股内侧肌、股外侧肌和股中间肌。除股直肌起自髂前下棘和髋臼顶外，其他均起自股骨，四头合并向下移行为股四头肌腱，包绕髌骨的前面和两侧，继而下延为髌腱止于胫骨粗隆。

9.股薄肌　位于大腿最内侧，起自耻骨支和坐骨支，止于胫骨上端内侧面。

10.腘绳肌　大腿后面的肌肉主要有3块，这3块肌肉组成腘绳肌。①股二头肌：位于股后外侧，长头起自坐骨结节，短头起自股骨背面，两头汇合后，以长腱止于腓骨头；②半腱肌：位于股后内侧，腱细长，约占肌的一半，起自坐骨结节，止于胫骨上端；③半膜肌：位于半腱肌深面，起端肌腱呈膜状，几乎占全肌长度的一半，起自坐骨结节，止于胫骨内侧髁。

11.髂股韧带　髂股韧带呈"Y"形，厚而坚韧，在髋关节前方加强关节囊，其近端附着于髂前下棘和髋臼缘，远端附着于转子间线。

12.股三角　位于股前上部，是一个底朝上、顶角朝下的三角形，其上界为腹股沟韧带，外下界为缝匠肌内侧缘，内侧界为长收肌内侧缘，前壁为阔筋膜，后壁凹陷由肌肉组成，从外侧向内侧为髂腰肌、耻骨肌及长收肌。股三角的内容由外向内依次为股神经、股动脉和股静脉及它们的分支。股动脉和股静脉的上端被由腹横筋膜和耻骨肌筋膜所形成的股鞘所包绕。股鞘内从外向内依次为股动脉、股静脉和股管。

## 第二节 髋部超声检查

髋部超声检查部位分为4个部分，前部、内侧、外侧和后部。

### 一、髋前部

此区主要检查髋关节腔、髂腰肌肌腱及其滑囊。

#### （一）髋关节

超声检查时患者仰卧，髋关节和膝关节伸直。将探头平行于股骨颈，斜矢状位扫查，此时可清晰显示股骨颈呈强回声的骨皮质回声及覆盖于其上的薄的关节囊回声（图4-1）。向上移动探头，可显示股骨头，呈圆形结构，其表面覆盖一层低回声的透明软骨。再向上为髋臼的前缘。股骨颈位于搏动的股动脉外侧。

在股骨头－颈交界处可显示髋关节腔积液和关节内滑膜病变。当关节腔内有积液时，股骨颈前方的关节囊可被推移。超声检查时，需要与对侧比较以利于病变的发现。

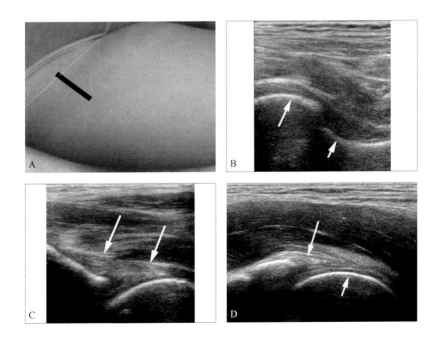

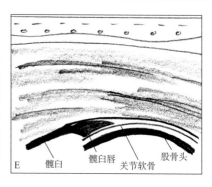

△▷图4-1　髋关节前部

A.探头位置（黑线），白色虚线为腹股沟韧带体表位置；B.超声显示髋关节股骨头（长箭）和股骨颈（短箭）；C.超声显示髂股韧带呈纤维带状回声（箭），其近端附着于髂前下棘和髋臼缘；D.超声显示髋关节前上髋臼唇（长箭），呈三角形等回声，其深方为股骨头（短箭）及关节软骨；E.髋关节前上髋臼唇示意图

（图中标注：髋臼　髋臼唇　关节软骨　股骨头）

　　超声可显示前上髋臼唇，为三角形的等回声结构附着于髋臼周缘。超声仅能显示前上髋臼唇，而临床上大部分髋臼唇撕裂都发生在前上髋臼唇。髂股韧带呈等回声，其上端附于髂前下棘，下端附于转子间线，呈扇形展开。

**（二）缝匠肌和股直肌**

　　缝匠肌起自髂前上棘，位于髋关节的前部和浅侧，斜向内下走行，构成股三角的外界（图4-2）。股直肌的近端肌腱主要分为直头和斜头。直头肌腱起自髂前下棘，向下延续为腱膜组织，覆盖股直肌近段的前面；斜头肌腱起自髋臼上缘，向下延续为呈矢状位走行的中心腱，中心腱位于股直肌近侧肌腹内。扫查时探头首先纵切放在股骨头和股骨颈，然后可向上和向外移动直至显示一个骨性突起——髂前下棘，股直肌即附着于此（图4-3）。然后横切面扫查可见股直肌位于缝匠肌深部，其内侧为髂腰肌（图4-4）。

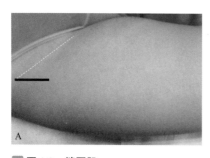
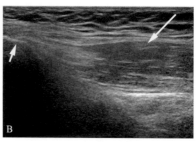

△图4-2　缝匠肌

A.探头位置（黑线），白色虚线为腹股沟韧带体表位置；B.超声显示缝匠肌纵切面（长箭），其上端起自髂前上棘（短箭）

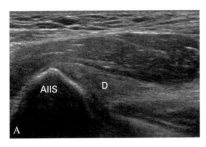
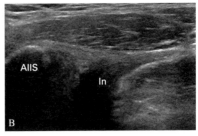

图4-3　股直肌

A.髂前下棘（AIIS）处显示股直肌的直头（D）；B.髂前下棘（AIIS）处显示股直肌的斜头（In）

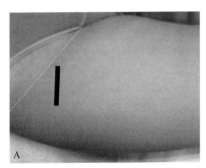
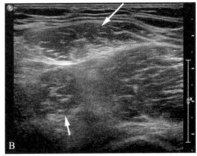

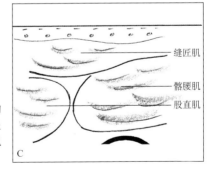

图4-4　缝匠肌、股直肌横切面

A.探头位置（黑线），白色虚线为腹股沟韧带体表位置；B.超声横切显示缝匠肌（长箭），其深部内侧为髂腰肌，外侧为股直肌（短箭）；C.缝匠肌、股直肌横切面示意图

## （三）髂腰肌

髂腰肌由髂肌和腰大肌组成，经腹股沟韧带后方出盆腔，经髋关节的前内侧止于股骨小转子。髂腰肌肌腱位于髋臼唇的前内侧，呈高回声，位于髂腰肌的后部（图4-5）。由于其附着于股骨小转子，检查髂腰肌肌腱附着处时，应让患者髋部外旋、膝屈曲45°，即取蛙式位进行检查（图4-6）。检查时，探头可首先横

切放置于股骨干前内侧的近端，缓慢向上移动探头，可发现股骨干近端内侧的骨性隆起结构——股骨小转子。此时顺时针旋转探头可显示髂腰肌肌腱附着于股骨小转子。

　　髂腰肌滑囊位于髂腰肌肌腱与髋关节的关节囊之间。正常滑囊长5～7cm，宽2～4cm。正常情况下滑囊超声难以显示，当滑囊内有积液或滑囊壁增厚时超声可显示。在人群中约15%的髂腰肌滑囊与髋关节腔相通。

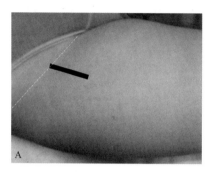
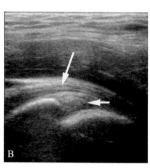

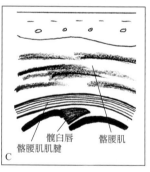

**◇ ◇ 图4-5　股骨头处髂腰肌肌腱**

A.探头位置（黑线），白色虚线为腹股沟韧带体表位置；B.超声显示股骨头前方髂腰肌肌腱（长箭），其深方可见髋白唇呈三角形等回声（短箭）；C.股骨头处髂腰肌肌腱示意图

髋白唇

髂腰肌

髂腰肌肌腱

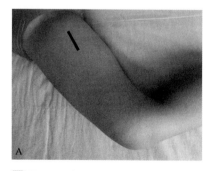
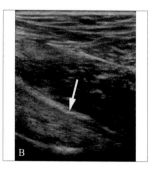

**◇ 图4-6　髂腰肌肌腱远端**

A.探头位置；B.超声显示髂腰肌肌腱远端（箭）附着于股骨小转子

### （四）股三角

股三角位于股前上部，是一个底朝上、尖朝下的三角区，其上界为腹股沟韧带，外下界为缝匠肌内侧缘，内侧界为长收肌内侧缘；其前壁为阔筋膜，后壁凹陷，由肌肉组成，从外侧向内侧依次为髂腰肌、耻骨肌及长收肌。股三角内有血管神经束，从内向外依次为股静脉、股动脉和股神经及其分支。股动脉和股静脉的上端被由腹横筋膜和耻骨肌筋膜所形成的股鞘所包绕，股鞘内自外向内依次为股动脉、股静脉、股管。股神经位于股动脉的外侧，且位于肌腔隙内髂筋膜的深方。横切面超声可较容易显示股神经，呈筛网状结构（图4-7）。

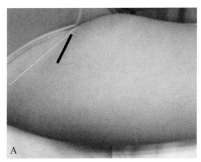
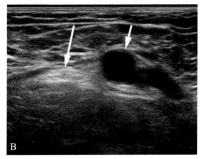
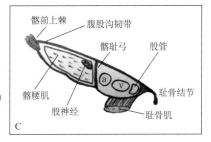

**图4-7　腹股沟韧带下方股动脉、股静脉及股神经**

A.探头位置（黑线），白色虚线为腹股沟韧带体表位置；B.超声横切显示股神经（长箭），呈筛网状回声，位于股动脉（短箭）外侧；C.腹股沟韧带处股神经及股血管示意图（a.股动脉，v.股静脉）

### （五）股外侧皮神经

股外侧皮神经起自L2、L3脊神经前支，从腰大肌外侧缘穿出后，于髂肌筋膜的深方斜向下外走行，经髂前上棘内侧出盆腔，于髂前上棘下方2～3cm处穿阔筋膜走行在皮下，发出分支支配大腿前外侧皮肤的感觉。

检查股外侧皮神经时，探头可首先置于髂前上棘内下方显示阔筋膜张肌和缝匠肌的横断面，于阔筋膜张肌和缝匠肌之间的低回声脂肪垫内，可显示呈偏高回声的股外侧皮神经短轴切面（图4-8）。随后探头可沿股外侧皮神经的短轴向上连续扫查，直至腹股沟韧带上方。

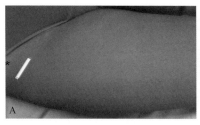

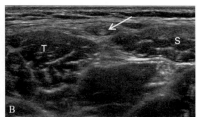

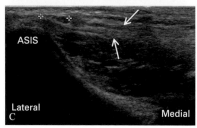

**图4-8　股外侧皮神经**

A.股外侧皮神经探头位置；B.于髂前下棘内下方阔筋膜张肌（T）与缝匠肌（S）之间的脂肪垫内可见股外侧皮神经，呈类圆形高回声结构（箭）；C.探头横切连续向上扫查可见股外侧皮神经（标尺）位于髂前上棘（ASIS）的内侧、腹股沟韧带（箭）外侧端的间隙内。此例股外侧皮神经较正常稍增粗，回声减低（Lateral：外侧；Medial：内侧）

## 二、髋内侧

　　主要检查内收肌群。患者仰卧，髋部外旋和外展，膝屈曲45°，呈蛙式位。耻骨肌位于股动脉的内侧，起自耻骨上支，向下、外、后走行，止于股骨小转子的下方（图4-9）。耻骨肌构成股三角的底部。股血管位于其浅侧和外侧，因此股血管是定位耻骨肌的一个解剖学标志。检查时可首先横切面显示股动、静脉和其内侧的耻骨肌，耻骨肌再向内可见三层内收肌：浅面偏外侧为长收肌，浅面偏内侧为股薄肌，中间层为短收肌，深面为大收肌（见第8章图8-12）。内收肌的近端于耻骨止点处易发生撕裂或撕脱骨折，应注意对该部位的检查。

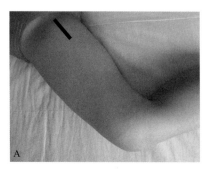

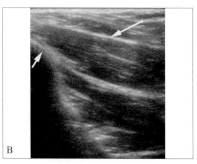

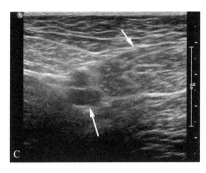
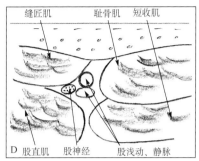

缝匠肌　耻骨肌　短收肌

D　股直肌　股神经　股浅动、静脉

**∧ 图4-9　耻骨肌超声检查**

A.探头位置；B.纵切面显示耻骨肌（长箭）起自耻骨上支（短箭）；C.横切面显示耻骨肌（短箭），其外侧为股动脉、股静脉（长箭）；D.耻骨肌横切面示意图

## 三、髋外侧

此区主要检查股骨大转子及其周围的滑囊、肌腱。超声检查时，患者侧卧位，腿伸直，患侧朝上。检查时探头纵切放置在大转子上，大转子呈强回声结构，表面略不平。股骨大转子滑囊由3个独立的滑囊组成，臀小肌下滑囊和臀中肌下滑囊位于大转子前部，臀大肌下滑囊最大，位于大转子后部。检查时需要进行纵切和横切超声检查。

从股骨大转子向近侧扫查，可检查臀大肌、臀中肌和臀小肌的肌腱。臀小肌肌腱附着在大转子前部，而臀中肌肌腱附着在大转子外侧和后上部（图4-10）。臀大肌上部的肌纤维与下部的浅层肌纤维合成一个肌腱止于髂胫束，下部深层纤维止于臀肌粗隆。阔筋膜张肌上端起自髂前上棘，肌腹被包在阔筋膜的深、浅两层之间，向下移行为髂胫束，止于胫骨的Gerdy结节。检查时，

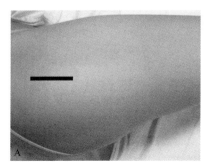
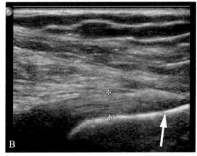

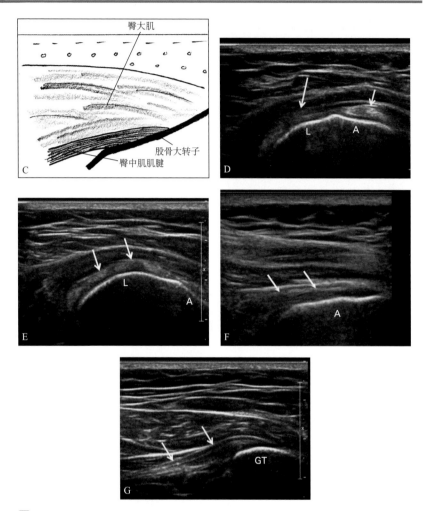

**⌃ 图4-10　股骨大转子处肌腱**

A.臀中肌肌腱长轴切面探头位置；B.超声显示臀中肌肌腱（标尺）附着于股骨大转子（箭）；C.臀中肌肌腱附着处示意图；D.短轴切面显示臀小肌肌腱（短箭）和臀中肌肌腱（长箭）及其深方的股骨大转子前骨面（A）和外侧骨面（L）；E.短轴切面显示臀中肌肌腱（箭）及其深方的股骨大转子外侧骨面（L）（A：股骨大转子前骨面）；F.长轴切面显示臀小肌肌腱止于股骨小转子（A）；G.长轴切面显示臀中肌肌腱后部（箭）止于股骨大转子后上骨面（GT）

探头可首先横切放在髂前上棘的下方，可显示偏外侧的阔筋膜张肌和内侧的缝匠肌（图4-11）。自此向下连续扫查，可见阔筋膜张肌移行为髂胫束，向下止于胫骨的Gerdy结节。

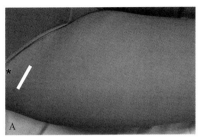
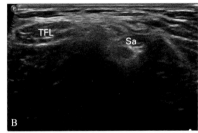
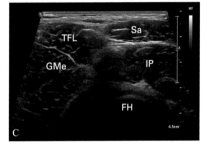

**图4-11　阔筋膜张肌**

A.显示阔筋膜张肌探头位置；B.横切面于髂前上棘稍下方可见内侧的缝匠肌（Sa）和外侧的阔筋膜张肌（TFL）；C.自上一切面向下可见缝匠肌（Sa）和阔筋膜张肌（TFL）肌腹逐渐增大（FH：股骨头；IP：髂腰肌；GMe：臀中肌）

> 提示：
> 　　股骨大转子是此区检查的一个骨性标志，超声检查前可首先触及股骨大转子。

## 四、髋后部

患者俯卧，髋和膝伸直，检查臀肌和腘绳肌。腘绳肌腱由股二头肌的长头、半腱肌和半膜肌的肌腱组成，起自坐骨结节（图4-12）。坐骨结节是臀部超声检查的骨性标志结构，可从体表触及。股二头肌和半腱肌合成一个共同的肌腱起自坐骨结节的内下方，而半膜肌腱起自其外上方。

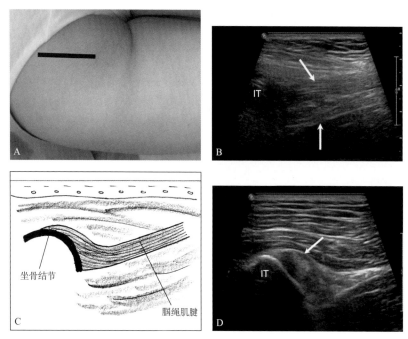

**图4-12　腘绳肌腱附着处**

A.探头位置（探头上端位于坐骨结节处）；B.纵切面显示腘绳肌腱（箭）附着于坐骨结节（IT）；C.腘绳肌腱附着处示意图；D.横切面显示腘绳肌腱（箭）附着于坐骨结节（IT）

**附：髋部常用骨性标志**

1.髂前上棘　居髂嵴最前端，极易触及。为缝匠肌附着处。

2.坐骨结节　坐骨支后下为粗大的坐骨结节，呈椭圆形，其后上端粗大，下端狭小，髋屈曲时有利于触诊。在坐位时，人体重心落在坐骨结节上。

3.股骨大转子、小转子　股骨颈根部有向外上突出的粗糙隆起，称大转子；向后内突出的隆起，称小转子。检查小转子时，被检查者仰卧，髋关节和膝关节适度外展外旋，在股薄肌和长收肌之间的凹陷处可触及股骨小转子。

# 第5章　膝部解剖与超声检查

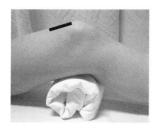

目　录

# 第一节　膝部主要结构与解剖

1.膝关节　由股骨、胫骨的内、外侧髁及髌骨构成，是人体最大、最复杂的一个关节。关节囊附于各关节面的周缘，囊的前壁自上而下有股四头肌腱、髌骨和髌腱。膝关节的两侧分别有胫侧副韧带和腓侧副韧带加强。

2.胫腓关节　位于膝外侧，为胫骨的腓关节面与腓骨头构成。胫、腓骨的骨干和下端为韧带连结，故胫、腓骨之间几乎不能做任何运动。

3.股四头肌腱　由股直肌，股内、外侧肌，股中间肌的肌腱相汇合而成，止于髌骨上缘，止点分3层，股直肌腱最浅，其纤维大部分覆盖髌骨前面的粗糙面，向下延伸为髌腱；内外侧头次之，股中间肌肌腱最深。

4.膝关节隐窝　其中最大的为髌上囊。髌上囊位于髌骨上方、股四头肌腱深部，前方为髌上脂肪垫，后方为股骨前脂肪垫。膝关节腔前部积液除位于股四头肌腱后方外，还可位于髌骨两侧隐窝。膝关节前部较小的关节隐窝，还见于髌下Hoffa脂肪垫内、外侧半月板前角下方、胫骨外侧平台前方。

5.膝胫侧副韧带　分为浅、深2层，浅层较长，起自股骨收肌结节前下方及股骨内上髁，止于胫骨上端内面，厚2～4mm，宽1～2cm，长12cm；深层为关节囊韧带，将半月板和股骨、胫骨相连接，较为薄弱，易损伤。

6.膝腓侧副韧带　呈圆柱状，起自股骨外上髁，止于腓骨头，于膝关节屈曲时松弛，有防止膝关节内翻成角、限制内旋的作用。韧带与半月板之间无联系，二者被疏松结缔组织相隔。

7.髂胫束　起于髂前上棘与髂结节之间髂嵴，止于胫骨的Gerdy结节，其前上部分两层包绕阔筋膜张肌。

8.腘肌腱　腘肌起自股骨远端的后外侧，向内下走行，止于胫骨。腘肌腱在膝腓侧副韧带的下方，包含于关节滑膜之中。此处有膝外侧关节隐窝，为膝关节腔与腘肌腱腱鞘交通处。膝关节腔积液时，积液可出现在腘肌腱腱鞘的后、内、下部，包绕腘肌腱。

9.半月板　在股骨与胫骨关节面之间有两块半月形的纤维软骨板，分别为内侧半月板和外侧半月板。半月板周缘厚，内缘薄，下面平，上面凹。半月板不仅增加关节窝的深度，且在跳跃和剧烈活动时起缓冲作用。

10.膝交叉韧带　在膝关节囊内，股骨内、外侧髁的相对面与胫骨髁间隆起之间附有强韧的前交叉韧带和后交叉韧带，将股、胫两骨牢固地连在一起，防止胫骨前后错动及膝关节旋转不稳。前交叉韧带起自股骨髁间窝的外侧面，向前内下方止于胫骨髁间隆起的前部。后交叉韧带起自股骨髁间窝的内侧面，向后下方止于胫骨髁间隆起的后部，较粗大，粗细程度约是前交叉韧带的2倍。前后交叉韧带均为关节内、滑膜外结构。

## 第二节 膝部超声检查

膝部超声检查部位可分为前部、内侧、外侧和后部4个部分。首先检查关节的前部，然后是内侧和外侧，最后检查后部。一般可用7.5MHz的线阵探头。少数情况下，检查腘窝时可用5MHz的探头。检查膝关节的前侧、内侧、外侧时最好采用纵切面，而检查腘窝时，可首先选用横切面。

## 一、膝前部

### （一）股四头肌腱、髌上囊及膝关节前部隐窝

检查时患者仰卧位，膝下垫一软枕以使膝关节轻度屈曲，此体位下股四头肌腱和髌腱可被绷紧。探头纵切放在大腿远端前面的中线处，可见股四头肌腱远端附着于髌骨上缘，内呈多条纤维束状回声（图5-1）。股四头肌腱的后方即为髌上囊，其下方的标志为髌骨底部。保持纵切，探头可从内侧向外侧扫查，

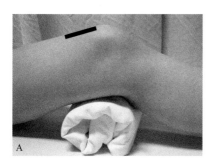
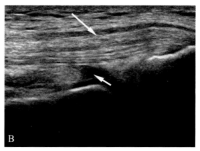
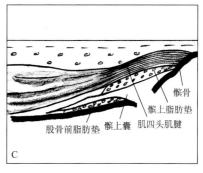

**图5-1 膝关节前部股四头肌腱**

A.探头位置；B.超声显示股四头肌腱（长箭）和髌上囊（短箭）；C.膝关节前部股四头肌腱示意图

（图C标注：股骨前脂肪垫 髌上囊 肌四头肌腱 髌骨 髌上脂肪垫）

以检查整个髌上囊和股四头肌腱。由于仰卧位时髌上囊并不是处于最低位，因此，还应仔细检查内侧和外侧髌隐窝以发现少量积液，或者可以通过用手挤压膝关节内侧和外侧隐窝的方法以使积液流向髌上囊。

---

提示：

1.膝关节轻度屈曲位时，可减少股四头肌腱各向异性伪像的发生。

2.膝关节腔积液较少时，膝屈曲时积液位于髌上囊，膝关节伸直时位于髌骨两侧隐窝。

3.检查髌前皮下滑囊时，局部多放耦合剂，探头要轻放。

---

### （二）髌腱及其周围滑囊

膝关节轻度屈曲（30°～45°）。探头纵切放置在髌骨下方的中线，可显示髌腱的近中段，向下方移动探头可检查髌腱的下段及其胫骨粗隆的附着点（图5-2）。髌腱较宽，所以检查时应从内向外移动探头以检查整个髌腱。然后探头旋转90°横切面检查髌腱（图5-3）。检查时应注意使声束垂直于肌腱以避免各向异性伪像的产生。此部位其他需要检查的结构包括髌腱深部的髌下脂肪垫、

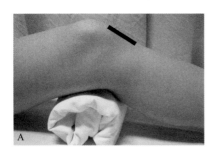

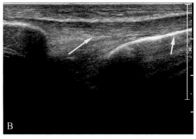

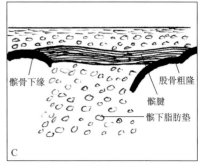

**图5-2　髌腱及其胫骨粗隆处的附着点**

A.探头位置；B.超声显示髌腱（长箭），其远端附着于胫骨粗隆（短箭）；C.膝关节前部髌腱纵切面示意图

髌骨下缘　　股骨粗隆

髌腱

髌下脂肪垫

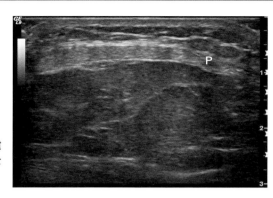

> 图5-3 横切面显示髌腱
> （P），其后方为髌下
> 脂肪垫

髌下浅囊、髌下深囊和髌前滑囊。正常情况下，髌下深囊内可见少量积液，不要误诊为滑囊炎。检查髌下浅囊时，探头一定要轻放，否则少量积液将会被挤压到别处。

**（三）关节软骨**

检查膝关节软骨时，膝关节完全屈曲。探头横切放置在髌骨的近侧以检查覆盖股骨滑车处的软骨。正常关节透明软骨超声上显示为边界清楚的低回声带（图5-4）。关节软骨的厚度差异较大，因此可通过双侧对比检查以判断关节软骨是否

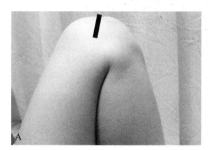

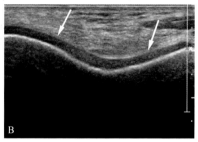

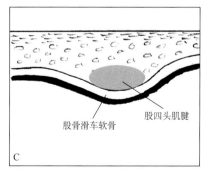

> 图5-4 股骨滑车软骨
A.探头位置；B.横切面显示股骨滑车软骨（箭），呈带状低回声；C.股骨滑车软骨示意图

存在异常。关节有炎症时，膝关节屈曲可能受限，此时，对侧膝关节可采用与患侧相同的屈曲角度。

### （四）前交叉韧带

检查前交叉韧带需要膝关节屈曲位，以显示髁间窝的前部和减少骨性结构的重叠。膝关节屈曲的范围可从45°至膝关节完全屈曲。膝关节屈曲位时可显示前交叉韧带的中远段（图5-5）。但急性创伤后由于膝关节韧带损伤或关节腔内有积血，膝关节屈曲可能受限。前交叉韧带位置较深，可用5MHz的线阵或凸阵探头进行检查。探头方向应沿前交叉韧带的长轴走向，即探头应放在髌下正中线的内侧，探头的上端向外、下端向内旋转30°（即检查右侧膝关节时，探头逆时针旋转30°；检查左侧膝关节时，探头顺时针旋转30°）。

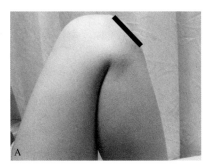

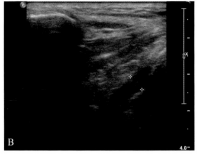

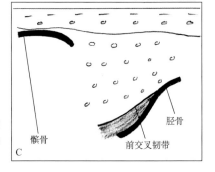

**图5-5　前交叉韧带中远段**
A.探头位置；B.纵切面显示前交叉韧带的中远段（标尺）；C.前交叉韧带中远段示意图

## 二、膝内侧

检查膝关节内侧时，患者可侧卧、膝关节伸直，亦可仰卧、小腿外旋。检查内容主要包括膝胫侧副韧带、内侧半月板的体部、股胫关节内侧、鹅足腱止点。在膝关节水平冠状切面检查膝胫侧副韧带和内侧半月板。

### （一）膝胫侧副韧带、内侧半月板

检查时，探头纵切放置在膝内侧。胫侧副韧带超声显示为3层结构：浅层为偏高回声，为胫侧副韧带浅层，厚2～4mm，宽1～2cm，长12cm；中间层呈低回声，为脂肪组织或胫侧副韧带滑囊（有时此层可不明显）；深层为偏高回声，为胫侧副韧带深层，包括股骨-半月板韧带和半月板-胫骨韧带（图5-6）。胫侧副韧带浅层的上端附着在股骨收肌结节前下方及股骨内上髁。股骨内上髁为股骨内侧的一个小的骨性隆起，位于膝关节上方约3cm处。检查时应注意从前向后依次扫查整个膝胫侧副韧带，避免遗漏病变。

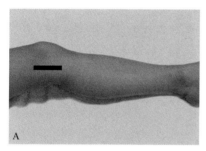
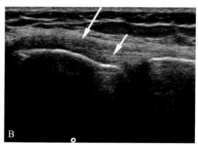

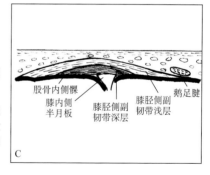

**图5-6　膝关节胫侧副韧带及内侧半月板**

A.探头位置；B.超声显示膝胫侧副韧带浅层（长箭）和深层（短箭），半月板位于股骨与胫骨之间，呈等三角形等回声；C.膝关节内侧示意图

内侧半月板位于股骨与胫骨之间，因其内为纤维软骨而在超声上呈高回声。超声检查时膝关节轻度外翻，可使关节间隙打开，从而能更好地显示内侧半月板。正常半月板呈高回声，纵切面上呈三角形，三角形的尖部朝向关节内；底部紧邻呈线状偏高回声的关节囊。显示内侧半月板体部后，将探头继续向前移动，以显示半月板前角（图5-7）；自半月板体部向后移动，显示半月板后角（图5-8）。

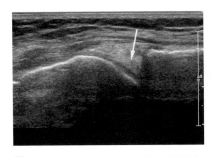 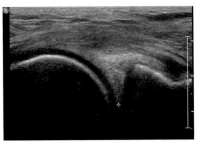

∧ 图5-7　超声显示内侧半月板前角（箭）　　　∧ 图5-8　超声显示内侧半月板后角（标尺）

### （二）膝内侧肌腱

　　鹅足腱由缝匠肌、半腱肌及股薄肌的肌腱共同组成。鹅足腱在胫骨的附着处，位于膝胫侧副韧带胫骨附着处的前下方。在胫骨附着处超声难以将这3个肌腱区别开来。检查时首先显示膝胫侧副韧带胫骨远端附着处，在其浅侧可见鹅足腱的横断面，呈小的椭圆形结构（图5-9）；此时将探头上端向后旋转45°后，可显示鹅足腱的长轴（图5-10）。此区还应观察鹅足腱滑囊有无积液。

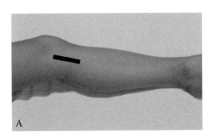 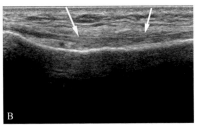

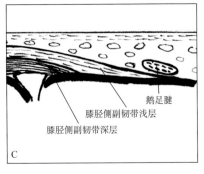

∧ ＞ 图5-9　膝内侧鹅足腱短轴横切面

A.探头位置；B.于膝胫侧副韧带远段（长箭）的浅侧可见鹅足腱横断面（短箭），呈小的椭圆形结构；C.膝内侧鹅足腱短轴横切面示意图

鹅足腱
膝胫侧副韧带浅层
膝胫侧副韧带深层

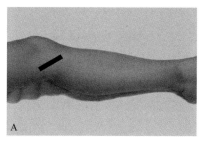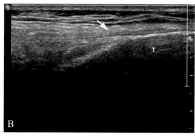

**图5-10　鹅足腱长轴**

A.探头位置；B.超声显示鹅足腱（箭），其远端附着于胫骨上段（T）

---

提示：

1. 由于膝胫侧副韧带浅层长约12cm，前后径约数厘米，因此，检查时应注意全面扫查。

2. 膝胫侧副韧带浅层的最远端为寻找鹅足腱的标志结构。

---

## 三、膝外侧

检查膝关节外侧时，患者可采用以下体位之一：①膝关节伸直并内旋；②身体侧卧，膝关节外侧朝上；③俯卧位以检查膝后外侧结构。检查内容从前往后为：髂胫束、腘肌腱的起点、膝腓侧副韧带和股二头肌腱。

膝外侧超声检查时，可利用一些骨性标志进行定位。此处的解剖学标志为胫骨的Gerdy结节和股骨外侧髁的腘肌腱沟。

### （一）髂胫束

检查时，首先纵切面显示髌腱，然后探头向外侧移动，在髌腱外侧矢状位斜切可显示髂胫束，为薄的高回声纤维状结构，远端附着于胫骨近端的Gerdy结节（胫骨外侧髁结节）（图5-11）。然后可横切向上追踪探查（图5-12）。检查髂胫束时，应重点观察其走行于股骨外侧髁的部分，此区是髂胫束摩擦综合征的病变部位。

### （二）膝腓侧副韧带、腘肌腱、股二头肌腱

膝腓侧副韧带屈膝时韧带松弛，伸至150°时开始紧张，伸直时最紧张。因此，膝关节伸直并呈内翻可使韧带紧张，有助于超声检查。外侧半月板体部和外侧股胫关节位于这些结构的深部。

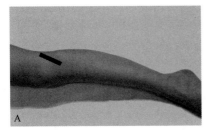

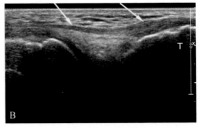

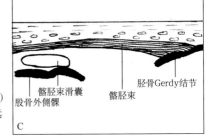

△▷图5-11 髂胫束远端

A.探头位置；B.超声显示髂胫束远端（箭）附着于胫骨近端的Gerdy结节；C.髂胫束远端示意图

股骨外侧髁
髂胫束滑囊
髂胫束
胫骨Gerdy结节

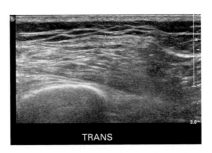

△图5-12 横切面显示髂胫束下段（标尺）

　　膝腓侧副韧带和股二头肌腱均止于腓骨头，二者呈"V"字形排列，膝腓侧副韧带位置偏前（图5-13），股二头肌腱位置偏后（图5-14），腓骨头为显示此二结构的解剖学标志。正常膝腓侧副韧带呈一薄的、带状的等回声结构，厚2～3mm，其远端腓骨头附着处显示稍增厚，回声欠均匀，与股二头肌腱的加入和各向异性伪像有关。腓总神经位于股二头肌及其肌腱的后内侧。

　　腘肌腱在腘肌腱沟内的部分较易显示，但其远段由于位置较深显示较为困难。检查时可利用一个重要的标志结构——腘肌腱沟，其为股骨外上髁下方的一个骨性凹陷，腘肌腱走行其中。检查时探头放在膝关节外侧的偏后部，冠状扫查可显示腘肌腱沟。当声束不垂直于腘肌腱时，肌腱可呈低回声。

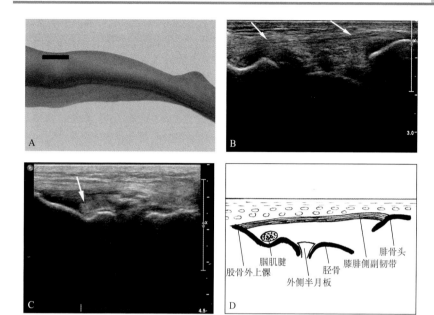

**图5-13 膝腓侧副韧带、腘肌腱**

A.探头位置；B.超声显示膝腓侧副韧带（箭），下端附着于腓骨头；C.显示股骨外上髁下方腘肌腱横切面，呈偏高回声（箭）；D.膝腓侧副韧带、腘肌腱示意图

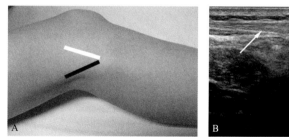

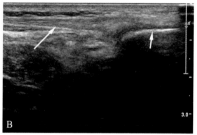

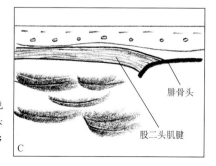

**图5-14 股二头肌腱**

A.检查股二头肌腱探头位置（黑色），白色为膝腓侧副韧带位置；B.超声显示股二头肌腱下端（长箭）附着于腓骨头（短箭）；C.股二头肌腱示意图

> 提示：
>
> 　1.膝外侧超声检查时注意应用一些骨性解剖结构来进行定位。
>
> 　2.膝关节外翻位时，膝腓侧副韧带可呈波浪状。检查时可将膝关节伸直并放置于对侧小腿上以拉直膝腓侧副韧带。
>
> 　3.正常外侧半月板体部回声可不均匀。

## 四、膝后部

检查膝关节后部即腘窝时，患者可采用俯卧位，踝部可垫一软枕。首先应用横切面检查，检查内容包括：腘动脉、腘静脉、胫神经、腓肠肌的内外侧头、半膜肌腱远段、小腿筋膜。腘动脉、腘静脉、胫神经排列的顺序为从深至浅、从内至外。

### （一）Baker囊肿

Baker囊肿的颈部位于半膜肌腱与腓肠肌内侧头之间（图5-15）。约50%的50岁以上成人，其膝关节腔与Baker囊肿相通。这可能与该处的关节囊组织退变、变薄，继而穿孔及关节腔压力增高有关。成人Baker囊肿的主要原因为膝

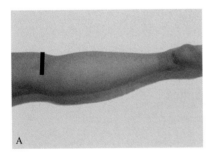

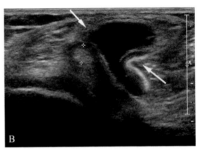

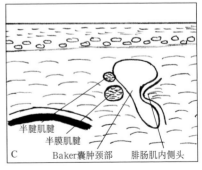

︿ ﹀ **图5-15　Baker囊肿**

A.探头位置；B.超声显示囊肿颈部位于腓肠肌内侧头（长箭）与半膜肌腱（标尺）之间，半膜肌腱浅侧为半腱肌腱（短箭）；C.Baker囊肿示意图

关节腔积液，关节腔内的游离体也可出现在Baker囊肿内。囊肿的下缘一般呈光滑的外凸形态，如呈尖状或形态不规则，应检查囊肿远端的小腿，以判断是否有囊肿破裂的迹象。囊肿可向下破入小腿皮下或肌间。

Baker囊肿较大时，超声较易显示，但无囊肿时，若识别局部解剖结构则需要一定的检查方法。首先可以在小腿后中部横切，此时可见腓肠肌内侧头和外侧头位于比目鱼肌浅侧。然后探头在内侧头的内侧部分向上移动至腘窝，此时可见半膜肌腱紧邻腓肠肌内侧头肌腱内侧。由于腓肠肌内侧头肌腱走行与半膜肌腱相互倾斜，因此一个肌腱呈高回声时，另一个肌腱可能由于各向异性伪像而呈低回声，不要误诊为小囊肿。半膜肌腱的浅侧为半腱肌腱。

### （二）半月板、半膜肌腱

探头在膝后内侧矢状切，在胫骨半膜肌腱沟的上方，可显示内侧半月板的后内侧，呈三角形的高回声结构（图5-16）。此部位的半月板应仔细检查，因为这是半月板撕裂的好发部位。半月板撕裂显示为半月板内部低或无回声裂隙。撕裂伴发囊肿时，在附近区域可见囊肿。探头继续向外侧移动以检查外侧半月板后角，后角病变有时较难确定，因腘肌腱正走行在其后方，有时易被误诊为半月板撕裂。内侧半月板的后角紧紧附着在呈线状回声的关节囊上，其间

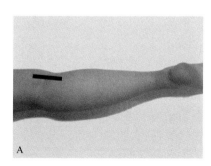

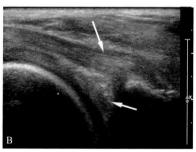

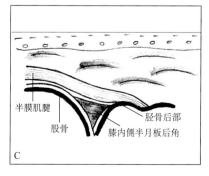

**图5-16 膝内侧半月板后角**

A.探头位置；B.超声显示膝内侧半月板后角，呈三角形等回声（短箭），其浅侧可见半膜肌腱（长箭）；C.膝内侧半月板后角示意图

半膜肌腱
股骨
胫骨后部
膝内侧半月板后角

无任何其他组织；外侧半月板的后角则不同，因为外侧半月板的中后部与关节囊之间隔以腘肌腱及关节后部隐窝，显示为外侧半月板与关节囊之间的低回声结构，易被误诊为半月板撕裂。

半膜肌腱下端有几个附着点，主要附着在胫骨的后内侧。检查时探头冠状切面放置在膝关节内侧的后1/3，可显示胫骨骨皮质的一个局部凹陷，为半膜肌腱沟，内为半膜肌腱。

### （三）后交叉韧带

检查后交叉韧带时，可采用5MHz的线阵或凸阵探头。将探头纵切放置在腘窝中线，股骨远端后部和胫骨近端为解剖学标志，然后探头旋转30°（检查右侧膝关节时为逆时针旋转，检查左侧膝关节时为顺时针旋转），略微向内侧或外侧移动以显示后交叉韧带的长轴。正常后交叉韧带长轴上显示为低回声带状结构（图5-17）。由于其周围为关节囊内呈高回声的脂肪组织，因此其边界较为清楚。长轴切面上，其胫骨端较易显示，而其股骨端常难以显示。然后，探头旋转90°横切面检查，并从内上往外下移动以检查韧带的短轴切面。此区域还可观察膝关节后隐窝。

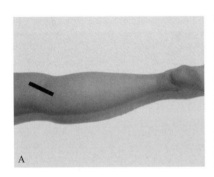
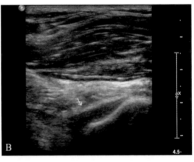
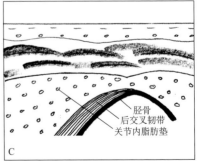

**图5-17　膝后交叉韧带**

A.左侧膝关节，探头自中线纵切后，顺时针转30°，显示后交叉韧带；B.超声显示后交叉韧带的远段（箭）；C.膝后交叉韧带示意图

胫骨
后交叉韧带
关节内脂肪垫

**（四）股骨髁间窝**

探头放在腘窝中部，横切显示股骨内、外侧髁之间的髁间窝，髁间窝呈高回声，其内为前后交叉韧带和脂肪组织（图5-18）。当前交叉韧带撕裂时，髁间窝的外侧壁可见血肿回声。

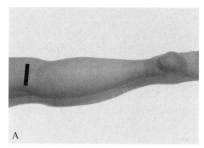
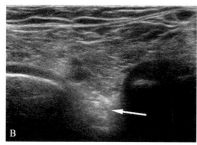
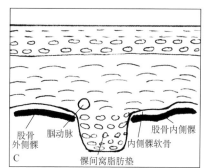

◇▷ **图5-18 股骨髁间窝**
A.探头位置；B.横切面显示髁间窝内组织呈高回声（箭）；C.股骨髁间窝示意图

（图注标签）股骨外侧髁　腘动脉　股骨内侧髁　内侧髁软骨　髁间窝脂肪垫

**附：膝关节常用骨性标志**

1.髌骨　髌骨位于膝关节前方，是全身最大的籽骨，包于股四头肌腱内，略呈三角形，上宽为髌底，下窄为髌尖。髌骨前面粗糙，为股四头肌腱附着处，后面为关节面，与股骨髌面相关节。

2.胫骨粗隆　胫骨上端与胫骨体移行处的前面有粗糙的隆起，称胫骨粗隆，为髌腱远端的附着处。

3.腓骨头　腓骨上端膨大称腓骨头，股二头肌腱附着于此，并构成腘窝的上外侧缘。股二头肌腱和膝腓侧副韧带呈"V"形，远端均附着于腓骨头，膝腓侧副韧带在前，股二头肌腱在后。

# 第6章 踝部解剖与超声检查

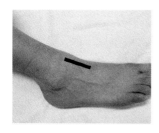

# 第一节　踝部主要结构与解剖

1.足踝部关节　有距小腿关节、跗骨间关节、距下关节（距跟关节）、跗跖关节、跖趾关节和趾骨间关节。距小腿关节，又称踝关节，由胫、腓两骨下端与距骨滑车构成。距骨滑车是距骨上端的圆形关节面，腓骨外踝的关节面与距骨的外侧面相关节，胫骨的内踝与距骨内侧面相关节。关节囊前、后壁宽松，两侧有韧带加强。跗骨间关节为7块跗骨间的连结，主要有距下关节、距跟舟关节和跟骰关节。跗跖关节由骰骨、3块楔骨与5块跖骨底构成。跖趾关节由跖骨头与近节趾骨底构成。

2.足踝部肌群

（1）小腿肌前群从内向外，依次为胫骨前肌、踇长伸肌和趾长伸肌，均起自胫、腓骨上端和骨间膜，下行至足背。胫骨前肌腱止于内侧楔骨和第1跖骨底，踇长伸肌腱止于踇趾远节趾骨，趾长伸肌腱分为4条长腱止于第2～5趾。

（2）小腿肌外侧群的浅层为腓骨长肌，深层为腓骨短肌。腓骨长肌腱经外踝后方绕到足底止于第1跖骨底，腓骨短肌腱经外踝后方转向前，止于第5跖骨粗隆。

（3）小腿肌后群浅层为小腿三头肌，为腓肠肌和比目鱼肌汇成。腓肠肌内外侧头分别起自股骨的内、外侧髁，比目鱼肌在腓肠肌的深面，起自胫、腓骨上端的后面，两肌在小腿中部结合，向下移行为跟腱。跟腱是人体中最强健、粗大的肌腱，长约15cm，止于跟骨结节中点。

（4）小腿肌后群深层为趾长屈肌、胫骨后肌和踇长屈肌，均起自胫、腓骨后面及骨间膜，向下移行为肌腱，经内踝后方转到足底，胫骨后肌腱止于足舟骨，趾长屈肌腱分为4条，分别止于第2～5趾骨，踇长屈肌腱止于踇趾。

3.踝内侧韧带　又称三角韧带，分深、浅2层。浅层较薄，包括3个束，即前部的胫舟韧带、中间的胫跟韧带和后部的胫距后韧带，其起自内踝，呈扇形走向止点处。胫舟韧带止于足舟骨粗隆和跟舟跖侧韧带的内侧；胫跟韧带向下垂直止于载距突的内侧；胫距后韧带向后侧止于距骨内侧结节和距骨内侧面。三角韧带深层为较短、较厚的韧带，位于内踝与距骨体内侧面之间，由后部的距骨内侧结节一直达于前部的距骨颈。跟舟足底韧带为一强健的较宽的韧带，自跟骨载距突止于足舟骨下面，位于内踝下方胫骨后肌腱的后方。

4.踝外侧韧带　从前向后依次为距腓前韧带、跟腓韧带、距腓后韧带。距腓前韧带起自外踝前缘，向前内方延伸，止于距骨颈外侧面。跟腓韧带为一较长的强有力的韧带，连接外踝尖部和跟骨外侧。该韧带从上向下、从前向后斜向走行，并位于跟骨与腓骨长短肌腱之间。

# 第二节　踝部超声检查

踝部超声检查需要7.5MHz以上的线阵探头。踝部超声检查部位可分为4个部分，分别为前部、内侧、外侧、后部。

## 一、踝前部

检查踝关节前部时，患者可仰卧，膝部屈曲，足底放在检查床上。

### （一）踝关节腔

踝关节腔前部的检查可采用纵切。正常踝关节腔内可见少量积液，厚度不超过3mm。正常踝关节囊为线状高回声，位于胫骨前部和距骨滑车软骨旁，其下端止于距骨颈（图6-1）。纵切检查结束后再横切检查。

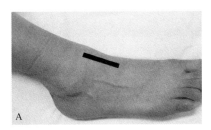
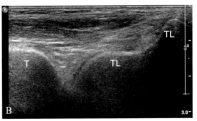
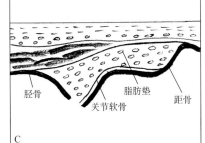

**◇▷ 图6-1　踝关节腔前部**
A.探头位置；B.超声显示踝关节腔前部（T：胫骨；TL：距骨）；C.踝关节腔前部示意图

### （二）踝前部伸肌腱

踝前部伸肌腱包括4条，从内往外依次为胫骨前肌腱、姆长伸肌腱、趾长伸肌腱和第3腓骨肌腱（图6-2）。第3腓骨肌腱在某些人可缺如。最内侧为胫骨前肌腱，较粗，其直径约为姆长伸肌腱和趾长伸肌腱的2倍，向下止于内侧楔骨和第1跖骨底。检查时须纵切和横切，扫查范围向上起自肌与肌腱移行处，向下至肌腱止点处。胫骨前肌腱止于内侧楔骨的内侧面和第1跖骨底的足底面（图6-3）。在其近内侧楔骨附着处，肌腱与内侧楔骨之间有一个小的滑囊，滑囊内有积液时可显示扩张。踇长伸肌腱止于第1趾的远节，因此须检查至其踇趾止点处（图6-4）。横切面扫查可显示趾长伸肌腱，在近端为一个肌腱，然后向远端分为4条肌腱，分别止于第2～5趾，每一条肌腱在足趾的近节分为3束，其中间束止于趾骨中节的底部，两个侧束，从两侧向远端，重新汇合后止于趾骨远节的底部。趾长伸肌腱、第3腓骨肌腱共用一个腱鞘。

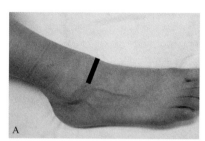

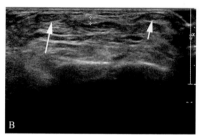

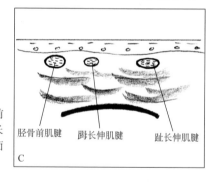

**图6-2　踝关节前部肌腱**

A.探头位置；B.横切面显示踝前部胫骨前肌腱（长箭）、踇长伸肌腱（标尺）、趾长伸肌腱（短箭）；C.踝关节前部肌腱横切面示意图

胫骨前肌腱　　踇长伸肌腱　　　　趾长伸肌腱

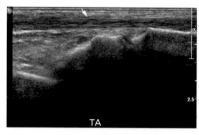

图6-3　纵切面显示胫骨前肌腱（TA）（箭）

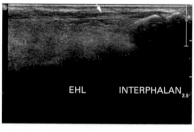

图6-4　纵切面显示踇长伸肌腱（箭）止于踇趾远节

**（三）韧带**

胫腓连结的韧带包括小腿骨间膜、胫腓前韧带和胫腓后韧带。超声可显示胫腓前韧带，其自胫骨下外缘斜向下，止于腓骨内侧缘。检查时探头横切放置于胫骨远端的外缘，首先显示胫腓骨骨间韧带，为一薄的带状高回声；探头继续向下，并使探头的内侧始终在胫骨的前外缘上，即可显示胫腓前韧带（图6-5）。胫腓后韧带较胫腓前韧带宽和厚，但由于其表面覆盖着较厚的软组织，超声显示较为困难。

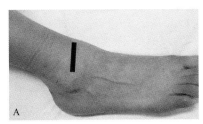
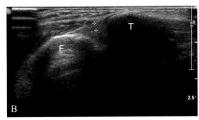
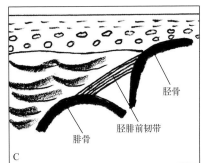

**图6-5 胫腓前韧带**

A.探头位置；B.超声显示胫腓前韧带（标尺）位于胫骨（T）与腓骨（F）之间；C.胫腓前韧带示意图

---

提示：

检查韧带时要注意踝关节的体位，应尽量使韧带绷紧后进行检查。

---

## 二、踝内侧

检查时让患者仰卧，腿部呈蛙状，即髋部外展、膝屈曲45°，踝部的外侧接触床面；或者在检查踝关节前部体位的基础上，让患者膝部外展。

**（一）肌腱**

内踝肌腱从前向后依次为胫骨后肌腱、趾长屈肌腱、踇长屈肌腱。可纵切面和横切面检查（图6-6）。检查可分为踝上区、踝区、踝下区。检查时，可首先在内踝处横切面检查，探头前端放于内踝处。

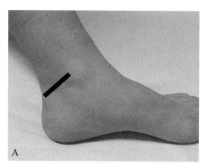

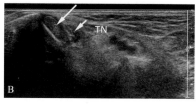

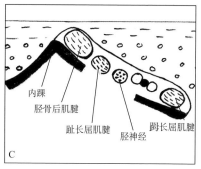

图6-6　内踝处肌腱横切面

A.探头位置；B.超声显示内踝处胫骨后肌腱（长箭）、趾长屈肌腱（短箭）、胫神经（TN）、胫后动静脉、姆长屈肌腱；C.内踝处肌腱横切面示意图（胫神经和姆长屈肌腱之间为胫后动静脉）

胫骨后肌腱为内踝处最粗的肌腱，直径4～6mm，正常情况下其腱鞘内可见少量滑液，通常位于踝下区。探头可向下和向上移动，以检查踝下区和踝上区。踝下区检查时，注意调整探头方向，避免出现肌腱各向异性伪像。胫骨后肌腱在远端呈扇形展开，主要止于足舟骨粗隆，还有分支止于所有的楔骨、载距突、骰骨、第2～4跖骨的底面。由于胫骨后肌腱主要附着于足舟骨粗隆，因此胫骨后肌腱可作为寻找足舟骨的标志。近足舟骨附着处胫骨后肌腱有时可含有一个副骨，显示为强回声斑，后方伴声影。

趾长屈肌腱位于胫骨后肌腱的后方，在内踝水平其直径约为胫骨后肌腱的一半。在踝下区，其向远侧、向后部走行进入足底，分为4条肌腱，止于趾骨远节。

在踝部，姆长屈肌腱位于距骨后部两个结节之间，然后向前走行。在踝管处，其位于偏后部的位置，在胫后动、静脉和胫神经的后方。长屈肌腱向远侧走行中，自跟骨载距突的下方经过，最后止于趾远节底部。因此，跟骨载距突是识别长屈肌腱的重要骨性标志结构之一。将探头横切放置于第1跖骨，可见高回声的姆长屈肌腱位于两个籽骨之间（图6-7）。从此处可分别向肌腱的远端和近端扫查，以追踪扫查整个肌腱（图6-8）。第2～5趾的趾长屈肌腱可采用类似的方法扫查。在有些人，踇长屈肌腱的腱鞘可与踝关节腔相通。因此，踝关节腔有积液时，积液可扩展至踇长屈肌腱腱鞘内。

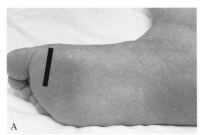
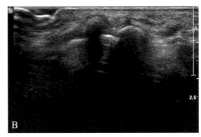
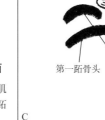

第一跖骨头

籽骨

⋀＞图6-7 跖骨头处踇长屈肌腱横切面

A.探头位置；B.横切面检查，显示踇长屈肌腱（标尺）位于跖骨两个籽骨之间；C.跖骨头处踇长屈肌腱横切面示意图

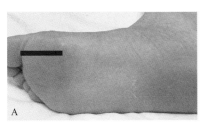
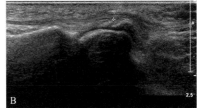
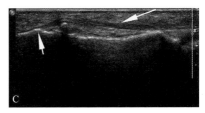

＞⋀图6-8 踇长屈肌腱长轴

A.探头位置；B.纵切面显示踇长屈肌腱（标尺）位于跖骨头足底侧；C.纵切面显示踇长屈肌腱（长箭）止于踇趾远节底部（短箭）

提示：

1.胫骨后肌腱有多个止点，其远端肌腱纤维呈扇形散开，超声检查时易出现各向异性伪像，切勿诊断为肌腱病。

2.许多肌腱在踝部改变了走行方向，因此检查踝部的肌腱时，纵切面扫查较为困难，而横切面检查则较为容易，并有利于肌腱病变的评估。

### （二）内侧韧带

内侧韧带（三角韧带）包括浅层的胫舟部、胫跟部、胫距部和深层韧带。深层韧带较短、较厚，位于内踝与距骨体内侧面之间。检查时，探头后缘在内踝上保持不动，将探头前缘从前向后旋转以扫查整个内侧韧带（图6-9，图6-10）。检查内踝前部韧带时，踝部须跖屈；检查后部韧带时，踝部须背屈。

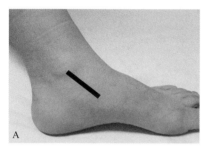
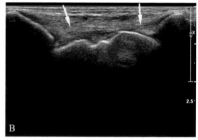
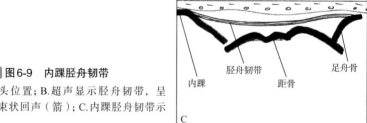

**图6-9　内踝胫舟韧带**

A.探头位置；B.超声显示胫舟韧带，呈纤维束状回声（箭）；C.内踝胫舟韧带示意图

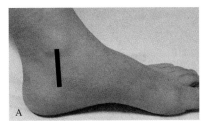

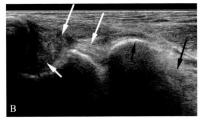

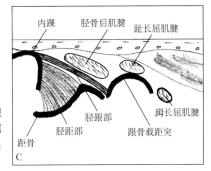

**图6-10 内踝胫跟部、胫距部**

A.探头位置；B.超声显示踝内侧韧带胫跟部（白长箭）和胫距部（白短箭），姆长屈肌腱（黑长箭）在载距突（黑短箭）下方；C.踝内侧韧带胫跟部、胫距部示意图

## 三、踝外侧

### （一）外踝肌腱

外踝部的肌腱包括腓骨长肌腱和腓骨短肌腱。检查外踝肌腱时，患者可坐位或仰卧，足底贴床，踝略内翻。应从肌肉肌腱移行处一直检查到其止点处，横切和纵切扫查（图6-11，图6-12）。腓骨短肌腱止于第5跖骨底，腓骨长肌腱走行在骰骨沟，然后转向内走行在足底，止于内侧楔骨或第1跖骨底部。外踝处腓骨长、短肌腱共用一个腱鞘，正常腱鞘内可见少量积液，尤其是外踝远侧腱鞘内积液厚度可达3mm。在外踝远侧，腓骨长、短肌腱被跟骨上的一个小的骨性突起——腓骨肌滑车分开，腓骨短肌腱位于腓骨肌滑车的上方，而腓骨长

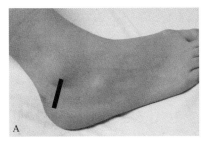

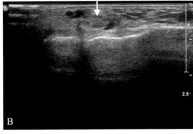

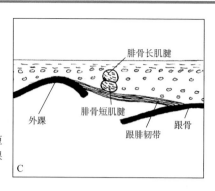

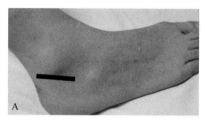

**图6-11    外踝腓骨长、短肌腱短轴**
A.探头位置；B.横切面显示外踝处腓骨短肌腱（标尺）和腓骨长肌腱（箭）；C.外踝腓骨长、短肌腱短轴示意图

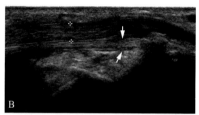

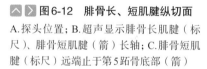

**图6-12    腓骨长、短肌腱纵切面**
A.探头位置；B.超声显示腓骨长肌腱（标尺）、腓骨短肌腱（箭）长轴；C.腓骨短肌腱（标尺）远端止于第5跖骨底部（箭）

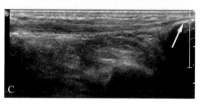

肌腱位于下方（图6-13）。此时腓骨长、短肌腱有各自的腱鞘。在骰骨沟水平，有时可见腓骨长肌腱内的副腓骨，其显示为一强回声斑，后方伴声影。

　　动态扫查有利于发现腓骨肌腱间断性脱位。检查时可让患者取侧卧位，拟检查的踝部内侧放在床面上，踝外侧向上，检查者用手用力按在患者足部外侧的远端，让患者用力向上顶检查者手部。正常情况下，肌腱可保持在原位，无脱位，而肌腱间断脱位者可发现肌腱向前脱位。也可让患者做外翻和背屈的动

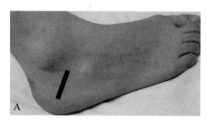

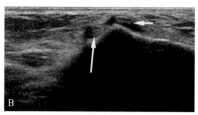

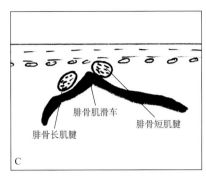

图6-13　腓骨肌滑车处腓骨长、短肌腱

A.探头位置；B.超声显示腓骨肌滑车、腓骨长肌腱（长箭）、腓骨短肌腱（短箭）；C.腓骨肌滑车处腓骨长、短肌腱示意图

作，以引发腓骨肌腱的脱位。检查时注意探头不要用力，因探头过度用力可阻碍肌腱的脱位。

在外踝处，有时还可显示腓骨方肌，可为肌腱或肌肉。值得注意的是，此肌腱是独立的肌腱，而不是腓骨肌腱的撕裂。

**（二）韧带**

1.距腓前韧带　踝关节尽力跖屈时此韧带紧张，因此应在此体位检查。检查距腓前韧带时，探头后端在外踝上，前端斜向前内放在距骨上，纵切面呈薄的带状回声（图6-14）。有时在韧带深部可见关节腔内少量积液。

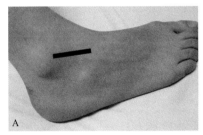
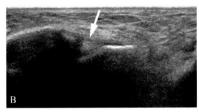
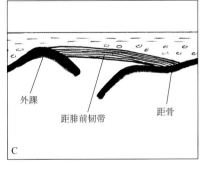

图6-14　距腓前韧带

A.探头位置；B.超声显示距腓前韧带（箭）位于外踝与距骨之间；C.距腓前韧带示意图

2.跟腓韧带　踝背屈时此韧带处于紧张状态，因此应在此体位进行检查。检查跟腓韧带时，探头自外踝斜向下后方，止于跟骨（图6-15）。由于跟腓韧带与腓骨长、短肌腱关系密切，故跟腓韧带损伤的患者，腓骨肌腱腱鞘内常可发现积液。而踝关节腔内的积液也可通过韧带撕裂处进入腓骨肌腱腱鞘内。

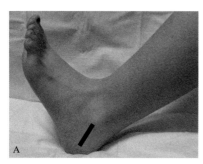
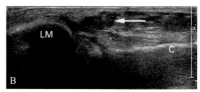
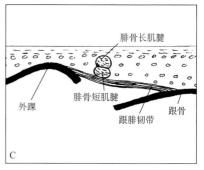

**▲▶ 图6-15　跟腓韧带**

A.踝背屈检查跟腓韧带；B.超声显示跟腓韧带（标尺）位于跟骨（C）和外踝（LM）之间，其浅侧腓骨长、短肌腱（箭）由于各向异性伪像呈低回声；C.跟腓韧带示意图

## 四、踝后部

### （一）跟腱

检查跟腱时，患者可取俯卧位，足悬于检查床之外。应从跟腱的肌腹与肌腱移行处开始检查至其跟骨附着处。正常跟腱呈条形高回声结构，内部可见多条平行排列的细线状回声，远端附着于跟骨，附着处跟骨骨皮质平滑（图6-16）。跟腱前后径随受检者的体型和性别而不同，一般横切时为5～6mm（图6-17）。应避免纵切时测量肌腱的前后径，因纵切时，切面易倾斜而使数值增大。怀疑跟腱撕裂时，可通过踝背屈和跖屈的活动来动态观察肌腱内部结构，以帮助诊断。跖肌腱位于跟腱的内侧，其远端止于跟骨的后内侧。

跟腱后滑囊为皮下滑囊，位于跟腱远端跟骨附着处的皮下，正常情况下超声无法显示，只有在滑囊内出现积液时才能显示。

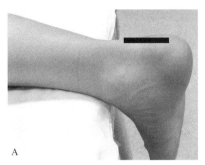

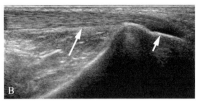

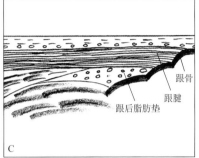

**图6-16 跟腱附着处纵切面**

A.探头位置；B.超声显示跟腱（长箭）远端止于跟骨结节（短箭）；C.跟腱附着处纵切面示意图

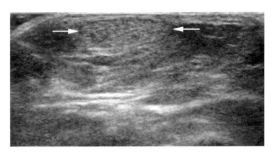

**图6-17 横切面显示跟腱，呈椭圆形（箭）**

## （二）胫腓后韧带

检查时探头横切放置于外踝后方，探头内侧端略向内上倾斜。正常胫腓后韧带显示为胫腓骨之间的带状高回声结构（图6-18）。

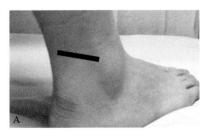

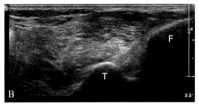

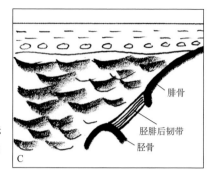

> **图6-18　胫腓后韧带**
A.探头位置；B.超声显示胫腓后韧带（标尺）位于胫骨（T）与腓骨（F）之间；C.胫腓后韧带示意图

# 五、足底部

　　**足底筋膜**　足底筋膜几乎覆盖整个足底，其跟骨附着处较窄，而远段较宽，包括较厚的中心部与较薄的内侧部分和外侧部分。检查足底筋膜时，患者可俯卧，足悬于检查床之外，或者侧卧位，内踝朝上。首先检查其跟骨附着处，然后逐渐向远段扫查（图6-19，图6-20）。正常足底筋膜呈纤维状，附于跟骨粗隆，位于足跟部脂肪垫的深部，其在近跟骨附着处厚3～4mm。

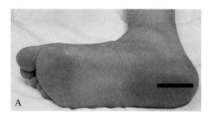
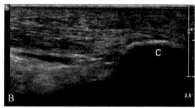
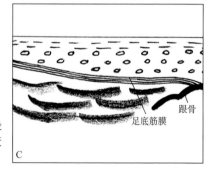

> **图6-19　足底筋膜近段**
A.探头位置；B.超声显示足底筋膜近段（标尺）附着于跟骨（C）；C.足底筋膜近段示意图

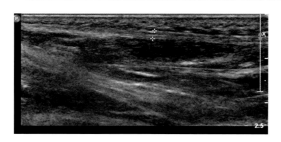

⌃ **图6-20　超声显示足底中部足底筋膜（标尺）**

**附：足踝部常用骨性标志**

**（一）足踝外侧**

1.第5跖骨头　第5趾跖屈，在足外侧缘的背侧即可触及第5跖骨头，同时可确定第5跖趾关节的位置。从跖骨头向近侧的骨干即为第5跖骨。

2.第5跖骨粗隆　第5跖骨的后端与骰骨相关节，其特征为有一个自底向后、下、外的显著突起。在后方，该突起突出于骰骨外侧缘。腓骨短肌肌腱即附着于此。

3.骰骨外侧缘　骰骨紧跟第5跖骨粗隆。检查者手指自第5跖骨粗隆向后滑至足外侧缘的凹陷上，触到的骨嵴即为骰骨外侧缘。骰骨外侧缘有一切迹，其内有腓骨长肌肌腱经过。

4.腓骨肌滑车　跟骨外侧面为垂直的、较平的骨面，其上可见一个小的骨突，为腓骨肌滑车，其距外踝尖约1横指，腓骨肌下支持带附着于此。跟腓韧带附着于腓骨肌滑车的后方。腓骨肌滑车将腓骨长肌与腓骨短肌隔开。

5.外踝　腓骨下端膨大称外踝，较内踝低一横指。外踝的最高点位于胫腓前韧带的附着处，其最低点位于距腓前韧带和跟腓韧带附着处，外踝后缘是胫腓后韧带和距腓后韧带附着处。

**（二）足踝内侧**

1.第1跖骨头　首先找到踇趾的近节趾骨，其近侧为第1跖骨头。第1跖骨头跖面有两个籽骨。

2.内侧楔骨　第1跖骨近侧即为内侧楔骨。胫骨前肌腱主要附着于其前下部。检查时使该肌腱紧张，可沿肌腱至内侧楔骨。

3.足舟骨粗隆　足舟骨粗隆突出于足舟骨内侧面，在足舟骨下部，胫骨后肌腱附着于此。检查时，使胫骨后肌腱紧张可沿肌腱触及足舟骨粗隆。

4.距骨内侧结节　距骨内侧结节在距骨的后面，是踝内侧韧带胫距后部的附着部位。

5.跟骨载距突　为跟骨的上内侧突起，位于内踝下约1横指，其上部支持着跟骨内侧关节面，与距骨相关节。鿏长屈肌腱先经过距骨内、外侧结节之间的沟内，继而经过跟骨载距突的下方，即载距突为鿏长屈肌腱的顶。

6.内踝　胫骨下端向内下方突出的部分称内踝。内踝前缘是内侧韧带（三角韧带）浅层附着处，下缘是三角韧带深层与浅层的附着处。内踝后缘有一个向内、向下的踝沟，沟内自前向后有胫骨后肌腱和趾长屈肌腱。

# 第 7 章　周围神经解剖与超声检查

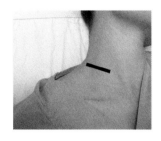

## 目　录

# 第一节　周围神经应用解剖

## 一、臂丛神经应用解剖

臂丛神经由第5～8颈神经前支及第1胸神经前支所组成，C5和C6组成上干，C7独立形成中干，C8和T1组成下干。每干平均长度为1cm，分为前后股，每股平均长度约为1cm。由上干和中干前股组成外侧束，下干前股组成内侧束，3个干的后股组成后侧束，束的长度平均为3cm。锁骨上为神经根段和神经干段，其分界点为斜角肌的外缘。各股均位于锁骨平面，各束在喙突平面分成上肢的主要神经，外侧束分为肌皮神经与正中神经的外侧根，后束分为桡神经与腋神经，内侧束分为尺神经与正中神经内侧根。

## 二、正中神经应用解剖

正中神经起源于臂丛内、外侧束，与C5～C8及T1神经根均有关。正中神经的内、外侧头在腋动脉的前方、腋部胸小肌的外侧缘汇合成正中神经主干。之后，正中神经在腋动脉的外侧沿内侧肌间隔下行，当行至臂中部时，则越过肱动脉的前方内移至动脉的内侧、肱肌的前面继续下行，经肱二头肌腱膜的深面到达肘窝，继而在尺动脉近端的前方跨过，主干进入旋前圆肌肱头、尺头之间（旋前圆肌管），继续下行于指浅屈肌与指深屈肌之间，浅出后于掌长肌与桡侧腕屈肌腱之间，经腕横韧带深面、指屈肌腱的浅面（腕管）到达手掌。正中神经在整个行径上，于旋前圆肌管、骨间前神经发出处及腕管处易受到卡压。

## 三、尺神经应用解剖

尺神经纤维起源于C8和T1神经根。在肱骨内上髁上方8cm水平，尺神经穿过Struthers弓（为一条筋膜带，起自肱三头肌的内侧头，止于内侧肌间隔，存在于70%的正常人群中），而后下行至肘内侧的肘管。出肘管后至前臂时，先经尺侧腕屈肌肱骨头与尺骨头之间，继而于指深屈肌浅面、尺侧腕屈肌深面下行至腕部。在前臂尺神经有尺动、静脉相伴行。在腕部尺神经走行于腕尺管内。腕尺管内侧壁为豌豆骨，外侧壁为钩骨钩，底为腕横韧带，顶为腕掌侧韧带和掌短肌。尺管内有尺神经和尺动、静脉。在腕尺管远端，尺神经分为浅支（感觉支）和深支（运动支）。

## 四、桡神经应用解剖

桡神经起自臂丛的后束(C5 ~ C8)，支配上肢的伸肌。在上臂，桡神经与肱深动脉伴行，斜向外下方，行于肱三头肌长头与内侧头之间，继而进入肱骨后面的桡神经沟，在肱骨肌管（由肱骨、肱三头肌内侧头和外侧头所构成）内，绕肱骨呈螺旋形行走于骨表面，达肱骨外侧缘。在肘部，桡神经在肱肌表面下降，随后离开肱肌，穿过肘关节囊，达旋后肌。在此部位桡神经分为两个终支，即桡神经深支和桡神经浅支。

桡神经深支在旋后肌的肱、尺骨起点间进入旋后肌两层纤维之间，绕桡骨上1/4部的外侧面于前臂后面穿出旋后肌，骨间后神经，继而走行在前臂浅伸肌的深面。在前臂背面，骨间后神经位于骨间后动脉尺侧，并与动脉伴行。

桡神经浅支分出后在肱桡肌深面下行。在前臂中下1/3连接处，神经在肱桡肌肌腱深面转向后面达前臂背面。在前臂上1/3处桡动脉从尺侧接近桡神经浅支，在前臂中1/3部两者关系密切。在中下1/3交界处桡神经浅支走向桡动脉的桡侧和远侧，与桡动脉渐渐分离。

## 五、坐骨神经及其分支应用解剖

坐骨神经为全身最大的神经。坐骨神经经梨状肌下孔出骨盆，在臀大肌深面下行，经股骨大转子与坐骨结节之间下行至大腿后部，于股二头肌深面下降至腘窝。在腘窝上方，坐骨神经分为胫神经与腓总神经。坐骨神经按其走行可分为骨盆部、臀部、大腿部。超声显示骨盆部的坐骨神经较为困难，但可显示臀部和大腿部的坐骨神经。

腓总神经自坐骨神经分出后，在腘窝斜行向下，沿股二头肌内侧缘斜向外下穿过腘窝，达股二头肌腱和腓肠肌外侧头之间，然后绕腓骨颈外侧向前，穿腓骨长肌起始部，分为腓浅和腓深神经2支。腓浅神经走行于腓骨长、短肌之间，感觉支于小腿中、下1/3处穿出筋膜，支配小腿外侧、足背和趾背皮肤。腓深神经走行于胫骨前肌与姆长伸肌之间，其肌支支配小腿胫前肌群。

胫神经在腘窝正中线下行，在小腿比目鱼肌深面伴胫后动、静脉下行，经踝管后方分为足底内侧神经、足底外侧神经和内侧跟神经，进入足底。

# 第二节　周围神经超声检查

## 一、臂丛神经超声检查

臂丛神经的超声检查主要包括C5～C8神经，$T_1$神经根部由于位置较深而不作为常规超声检查内容。各神经根的定位可根据颈椎横突的形态和椎动脉入颈椎横突孔的位置来进行综合判断，即C5、C6颈椎的横突均有前结节和后结节，超声上显示为前、后两个呈结节状的强回声结构，后方伴声影，神经根自前、后结节之间的沟内向外下走行（图7-1，图7-2）；而C7颈椎无前结节，仅有后结节（图7-3，图7-4）。根据此特征可确定为第7颈椎和相应的C7神经根，其他神经根可依次向上、向下而确定。另外，椎动脉从锁骨下动脉发出后，多数情况下首先穿过第6颈椎横突孔向上走行，少数情况下可从更高位的颈椎横突水平进入横突孔。因此，也可根据椎动脉入颈椎横突孔的位置进行判断。检查时，探头可首先横切放置在一侧颈部，于颈椎前、后结节之间显示颈神经根结构。探头横切从上向下追踪探查可见臂丛神经位于前、中斜角肌之间（图7-5），继而于锁骨上方可见臂丛神经位于锁骨下动静脉外侧（图7-6）。

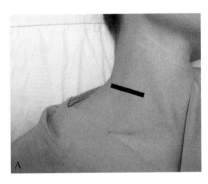

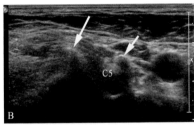

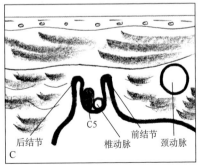

**图7-1　横切面显示臂丛C5神经**

A.探头位置；B.超声显示右侧臂丛C5神经位于第5颈椎横突前结节（短箭）和后结节（长箭）之间；C.臂丛C5神经示意图

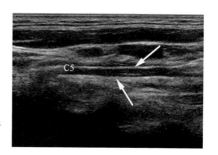

> **图7-2　纵切面显示C5神经，呈条形低回声**

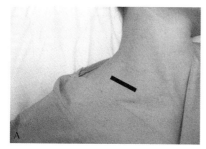

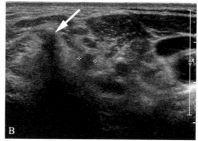

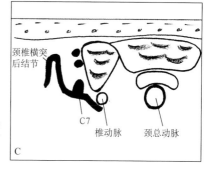

> **图7-3　横切面显示臂丛C7神经**
A.探头位置；B.超声显示右侧臂丛C7神经（标尺）位于第7颈椎横突后结节（箭）前方；C.臂丛C7神经示意图

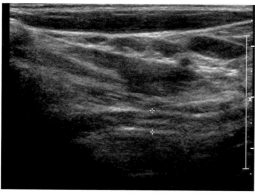

> **图7-4　纵切面显示C7神经（标尺），呈条形低回声**

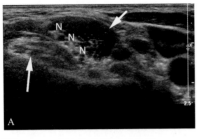
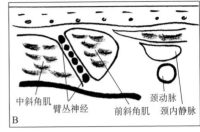

中斜角肌　　臂丛神经　　前斜角肌　颈动脉　颈内静脉

**图7-5　斜角肌间隙臂丛神经**

A.横切面显示位于前斜角肌（短箭）和中斜角肌（长箭）之间的臂丛神经（N），呈多个圆形低回声区；B.斜角肌间隙臂丛神经示意图

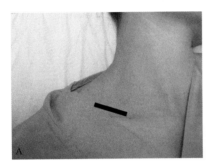
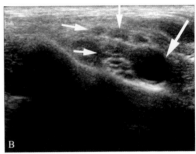

**图7-6　横切面显示右侧锁骨上区臂丛神经**

A.探头位置；B.超声显示右侧臂丛神经（短箭）位于锁骨下动脉（长箭）外侧；C.右侧锁骨上区臂丛神经示意图

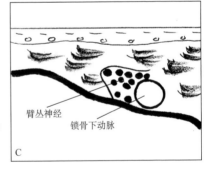

臂丛神经　　锁骨下动脉

# 二、正中神经超声检查

正中神经检查时，可首先在腕管处对其进行定位。检查时，探头横切放置在腕掌侧。在腕管处，正中神经位于腕横韧带下方、第2和第3指屈肌腱的浅侧、拇长屈肌腱的内侧。在手掌，正中神经发出感觉支支配第1、2、3指和第4指的桡侧半，并发出桡侧的运动支支配鱼际肌。

　　腕管内横切面超声检查可显示正中神经为腕管内偏桡侧的一个椭圆形结构，紧邻腕横韧带的下方，其回声略低于周围肌腱回声，且略偏平，呈网状回声（图7-7）。手指伸屈时可见正中神经移动度小于指屈肌腱，并可见其在指屈肌腱上的跳跃征象。从横切面探头旋转90°可显示正中神经长轴，显示为条形低回声结构，内见细线状神经束膜回声（图7-8）。然后从腕管处分别向近侧和向远侧追踪探查（图7-9）。

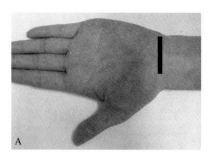

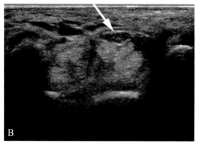

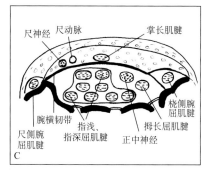

**图7-7　腕管处正中神经横切面**
A.探头位置；B.超声显示腕管处正中神经横切面（箭），位于腕横韧带深部；C.腕管处正中神经横切面示意图

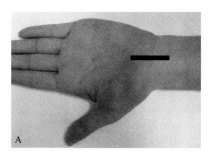

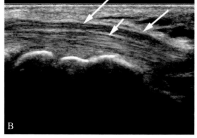

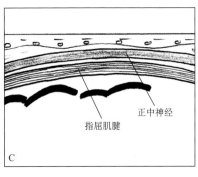

正中神经

指屈肌腱

C

**∧ ﹀ 图7-8　腕管处正中神经纵切面**
A.探头位置；B.超声显示腕管处正中神经
（长箭）纵切面，其深部为指浅屈肌腱（短
箭）；C.腕管处正中神经纵切面示意图

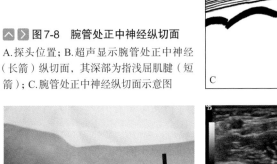

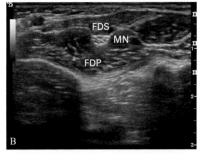

FDS
MN
FDP

**∧ ﹀ 图7-9　前臂正中神经**
A.探头位置；B.超声显示前臂正中神经
（MN）横切面，位于指浅屈肌（FDS）与
指深屈肌（FDP）之间；C.前臂正中神经
（N）纵切面（箭）

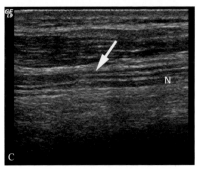

N

## 三、尺神经超声检查

　　尺神经检查时，可首先在肘管处进行检查。检查时探头横切放置在肱骨内
上髁与尺骨鹰嘴之间，正常尺神经显示为邻近肱骨内上髁的椭圆形低回声结构
（图7-10），然后探头旋转90°显示尺神经长轴（图7-11）。怀疑尺神经脱位时，
可让患者做屈肘动作，以观察尺神经是否向前脱位。检查时一定注意探头不要
用力加压，以免阻碍神经脱位的发生。可分别从肘管处向上和向下对尺神经
进行追踪探查（图7-12，图7-13）。在前臂中下段，尺神经与尺动、静脉伴行，

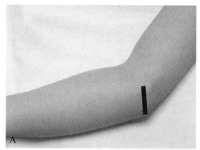
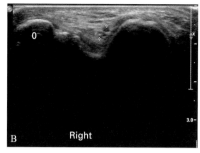

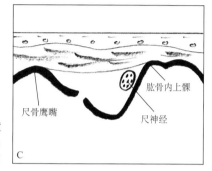

**图7-10 肘管处尺神经横切面**

A.探头位置；B.超声显示肘管处尺神经横切面（标尺），位于肱骨内上髁后方（O：尺骨鹰嘴）；C.肘管处尺神经横切面示意图

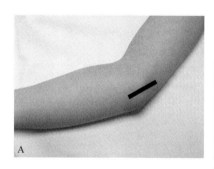
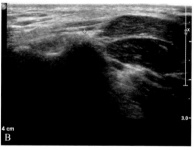

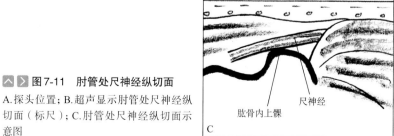

**图7-11 肘管处尺神经纵切面**

A.探头位置；B.超声显示肘管处尺神经纵切面（标尺）；C.肘管处尺神经纵切面示意图

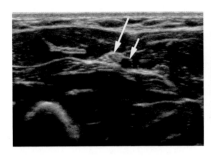

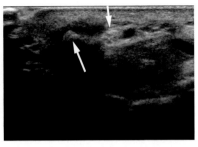

△ 图7-12　前臂中段尺神经横切面（长箭），其旁为尺动脉（短箭）

△ 图7-13　腕尺管处尺神经横切面（短箭），旁边为豌豆骨（长箭）

因此可首先寻找尺动、静脉，再在其旁寻找尺神经。

## 四、桡神经超声检查

　　超声检查桡神经时，可以应用某些血管和骨性结构作为解剖学标志，如上臂中段桡神经走行在桡神经沟内，与肱骨关系密切，并与肱深动、静脉伴行；骨间后神经与骨间后动、静脉伴行；桡神经浅支在前臂中段与桡动、静脉伴行。

　　超声检查桡神经时，患者可取侧卧位，检查侧朝上。探头横切放在上臂中段后外侧，首先显示肱骨横切面，呈弧形强回声。于肱骨浅侧寻找桡神经。正常桡神经横切面呈圆形或椭圆形低回声结构，其旁可见肱深动、静脉（图7-14）。应用彩色多普勒超声可以将桡神经与其旁的血管相鉴别。然后探头旋转90°检查桡神经长轴（图7-15）。检查桡神经深支时，探头横切放置在前臂外上段，首先显示桡骨上段，在旋后肌深、浅两层之间寻找呈细小点状低回声结构的桡神经深支（图7-16）；然后探头横切可分别向上追踪至桡神经沟处，向下追踪至前臂骨间膜背侧。发现神经异常时，可进一步行纵切面检查。在前臂中1/3部桡动脉与桡神经浅支关系密切（图7-17）。

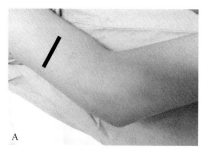

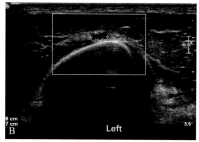

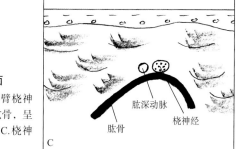

**图7-14　上臂桡神经横切面**

A.探头位置；B.超声横切面显示上臂桡神经沟处桡神经（标尺），其深部为肱骨，呈弧形强回声，其旁边为肱深动脉；C.桡神经沟处桡神经横切面示意图

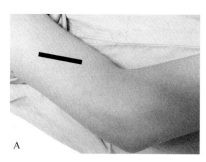

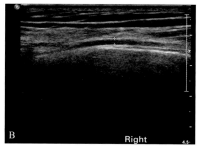

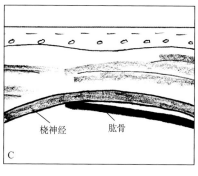

**图7-15　上臂桡神经纵切面**

A.探头位置；B.超声纵切面显示上臂桡神经沟处桡神经（标尺），其深部为肱骨；C.桡神经沟处桡神经纵切面示意图

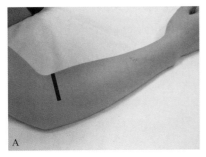
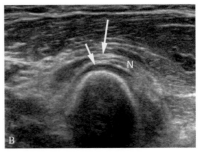

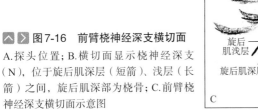

**图7-16  前臂桡神经深支横切面**

A.探头位置；B.横切面显示桡神经深支（N），位于旋后肌深层（短箭）、浅层（长箭）之间，旋后肌深部为桡骨；C.前臂桡神经深支横切面示意图

旋后肌浅层
旋后肌深层
桡神经深支
桡骨

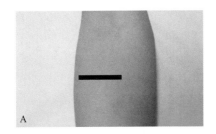
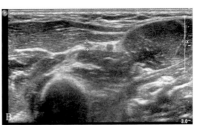

**图7-17  前臂上段桡神经浅支横切面**

A.探头位置；B.横切面显示前臂上段桡神经浅支（标尺），其旁可见桡动脉；C.前臂上段桡神经浅支横切面示意图

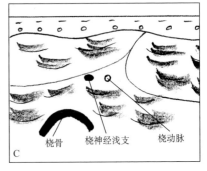

桡骨  桡神经浅支  桡动脉

## 五、肌皮神经超声检查

肌皮神经起自臂丛神经外侧束，穿过喙肱肌，继而在肱肌的前面走行在肱肌与肱二头肌之间。检查肌皮神经时，探头可首先横切放置在喙突外下方以显示喙肱肌，可见肌皮神经走行于喙肱肌内，呈细小筛网状结构（图7-18），向上追踪探查可见其起自臂丛外侧束，向下追踪可见其向上臂外下方走行，走行于肱二头肌与肱肌之间。于肘前区可见肌皮神经穿过浅筋膜至皮下移行为前臂外侧皮神经。

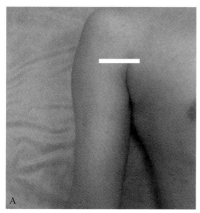
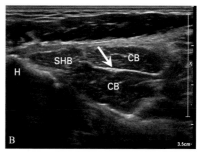
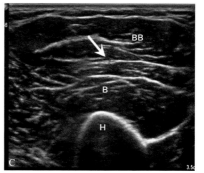

**∧ ＞ 图7-18　肌皮神经**

A.探头位置；B.探头于喙突外下方横切面可见肌皮神经（箭）穿过喙肱肌（CB）向下外走行（SHB：肱二头肌短头；H：肱骨）；C.于上臂中下段可见肌皮神经（箭）走行于浅侧的肱二头肌（BB）与深侧的肱肌（B）之间（H：肱骨）

## 六、坐骨神经及其分支超声检查

应用某些解剖学标志如骨骼、血管、肌腱等有利于坐骨神经及其分支的迅速定位，如在坐骨结节和股骨大转子之间偏内侧寻找坐骨神经、在腓骨头内侧寻找腓总神经、在腘动脉浅侧寻找胫神经等。

### （一）坐骨神经超声检查

首先在腘窝部位找到腘动脉，腘动脉浅侧为胫神经，其内部可见多条平行排列的呈条状低回声的神经纤维束，间以数条线状偏高回声。然后沿胫神经向上追踪探查，在腘窝上角处可见胫神经与腓总神经汇合为坐骨神经，继而可向上追踪探查坐骨神经（图7-19）。另一方法为：首先在坐骨结节和股骨大转子之间偏内侧寻找坐骨神经，纵切面显示为较致密的纤维束状结构，横切面呈筛网状椭圆形结构（图7-20），然后再分别向上和向下追踪探查。

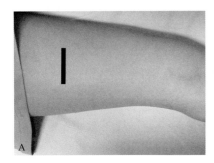

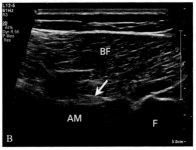

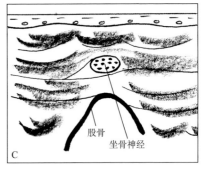

**图7-19　大腿后部坐骨神经横切面**

A.探头位置；B.大腿后部偏外侧横切面可见股二头肌（BF），其与大收肌（AM）之间可见坐骨神经（箭）（F：股骨）；C.大腿后部坐骨神经横切面示意图

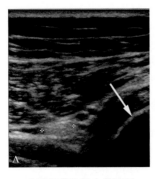
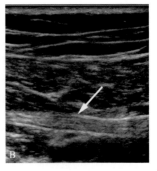

**图7-20　坐骨结节外侧坐骨神经**

A.横切面显示坐骨结节（箭）外侧坐骨神经（标尺），呈椭圆形等回声；B.纵切面显示坐骨神经（箭），呈条形等回声，内部可见多条神经纤维束回声

### （二）腓总神经超声检查

检查腓总神经时，股二头肌腱和腓骨头可作为解剖学标志。可首先横切在腓骨头内上方寻找腓总神经，显示为略为扁平的椭圆形筛网状结构（图7-21）。沿神经短轴向上探查，可见腓总神经位于腘窝腓肠肌外侧头与股二头肌腱之间，向上斜行汇入坐骨神经主干。纵切面可见神经呈条形低回声（图7-22），内可见神经束膜回声。向下追踪探查，可见腓总神经绕腓骨颈向前下走行，分支为腓深神经和腓浅神经。腓深神经在小腿肌前群深面，伴胫前动、静脉下降，彩色多普勒超声于其腓深神经旁，可见搏动的动脉血流信号（图7-23）。腓浅神经走行于腓骨长、短肌之间，感觉支于小腿中、下1/3处穿出筋膜（图7-24），走行于皮下。

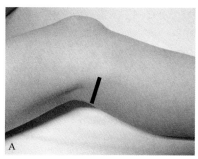

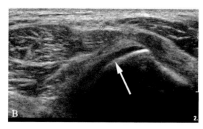

◀◀▶ **图7-21　腓骨头处腓总神经横切面**
A.探头位置；B.横切面显示腓骨头（箭）及其内侧腓总神经（标尺）；C.腓骨头处腓总神经横切面示意图

腓骨头

腓总神经

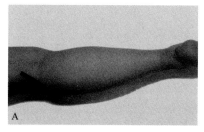

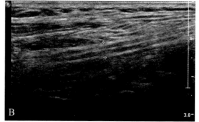

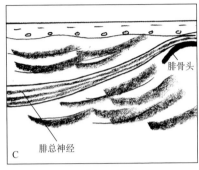

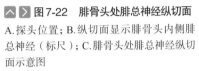

**图7-22　腓骨头处腓总神经纵切面**
A.探头位置；B.纵切面显示腓骨头内侧腓总神经（标尺）；C.腓骨头处腓总神经纵切面示意图

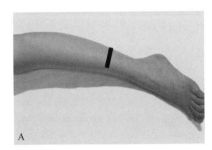

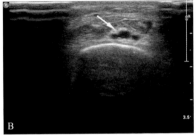

**图7-23　小腿下段腓深神经横切面**
A.探头位置；B.横切面显示小腿下段腓深神经（箭），呈细小网状回声，其旁为胫前动、静脉；C.小腿下段腓深神经横切面示意图

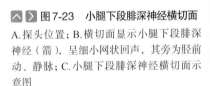

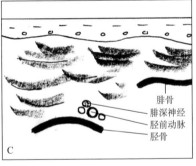

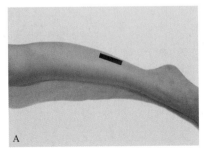

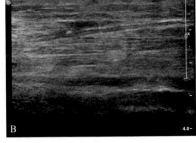

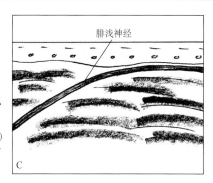

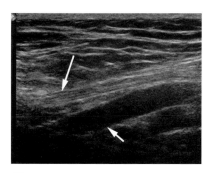

**∧∨ 图7-24　小腿中下段腓浅神经纵切面**

A.探头位置；B.超声显示腓浅神经（标尺）从肌层深部斜行穿行至皮下；C.小腿中下段腓浅神经纵切面示意图

### （三）胫神经超声检查

除在腘窝腘静脉浅侧寻找胫神经外（图7-25），还可在内踝处趾长屈肌腱后方，胫后动、静脉周围寻找胫神经（图7-26，图7-27），然后分别向上、向下追踪探查胫神经（图7-28）。

**∧ 图7-25　腘窝处胫神经**

显示胫神经（长箭）位于腘静脉（短箭）浅侧

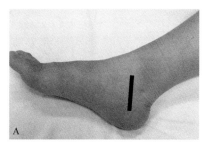

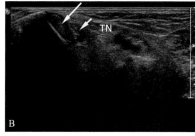

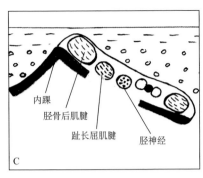

**图7-26　踝管处胫神经横切面**

A.探头位置；B.超声显示内踝处胫骨后肌腱（长箭）、趾长屈肌腱（短箭）、胫神经（TN）及其旁胫后动、静脉；C.踝管处胫神经横切面示意图

内踝

胫骨后肌腱

趾长屈肌腱

胫神经

C

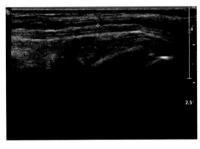

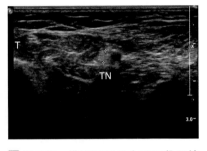

**图7-27　纵切面显示内踝处胫神经（标尺）**

**图7-28　横切面显示小腿下段胫神经（标尺，TN），呈筛网状，其旁为胫后动、静脉（T：胫骨后肌腱）**

# 第8章　肢体肌痉挛肉毒毒素注射超声引导定位技术

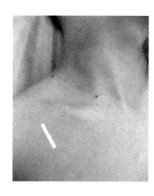

## 目　录

## 第一节　上肢肌痉挛肉毒毒素注射超声定位技术

### 一、胸大肌

#### （一）局部解剖

胸大肌起自锁骨内侧半、胸骨、第1～6肋软骨，止于肱骨大结节嵴，主要起内收、内旋及屈肩关节的作用。

#### （二）超声定位

将探头斜纵切放置在前胸壁喙突的下方，可见浅层的胸大肌和深层的胸小肌（图8-1）。将探头连续扫查可见胸大肌的肌腱止于肱骨大结节嵴。胸大肌和胸小肌二者的肌纤维走行不一致。

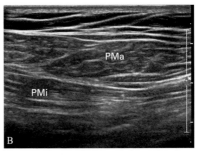

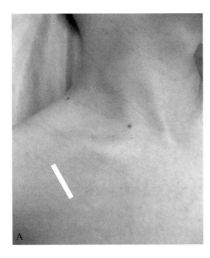

◁ ⌃ 图8-1　胸大肌

A.胸大肌探头位置；B.分别显示浅层的胸大肌（PMa）和深层的胸小肌（PMi）

### 二、大圆肌

#### （一）局部解剖

大圆肌起自肩胛骨下角背面，止于肱骨小结节嵴，其作用为肩关节后伸、内收、内旋。

#### （二）超声定位

将探头纵切放置在肩后部肩胛冈的下方，可首先显示位于肩胛冈下方的冈下肌和小圆肌，该两块肌肉的远侧止于肱骨大结节。探头向下移动，于小圆肌的下方可见大圆肌的肌腹（图8-2），其远侧止于肱骨前面的肱骨小结节嵴。

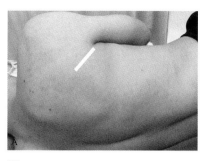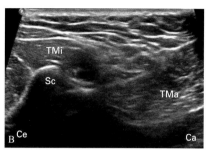

**图8-2　大圆肌**

A.大圆肌探头位置；B.于肩胛骨下部小圆肌（TMi）的下方可见大圆肌（TMa）（Sc：肩胛骨；Ce：头侧；Ca：尾侧）

## 三、背阔肌

### （一）局部解剖

背阔肌起自下6个胸椎棘突、全部腰椎棘突、髂嵴，止于肱骨小结节嵴，作用为肩关节后伸、内收、内旋。

### （二）超声定位

背阔肌的范围较大，超声检查时，探头可首先放在背部肩胛骨的下方，紧邻皮下的浅层肌肉即为背阔肌。自此，可向下、向内做连续扫查（图8-3）。

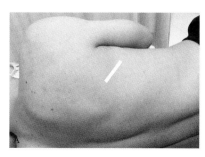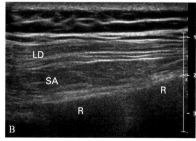

**图8-3　背阔肌**

A.背阔肌探头位置；B.肩胛下角下方于肋间隙斜切显示背阔肌（LD），其深方可见前锯肌（SA）（R：肋骨）

## 四、肩胛下肌

### （一）局部解剖

肩胛下肌起自肩胛下窝，止于肱骨小结节及肩关节囊，作用为肩关节内旋。

### （二）超声定位

肩胛下肌起自肩胛下窝，受肩胛骨的遮挡，超声对该肌的显示受到一定限制。检查该肌时，患者可侧卧位，患侧朝上，肩部外展以充分暴露腋窝区。探头横切放在肩胛骨外侧缘的上段，即探头一端放在肩胛骨外缘上，另一端放在胸壁上，此时可显示浅层的大圆肌和深层的肩胛下肌（图8-4）。

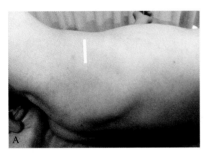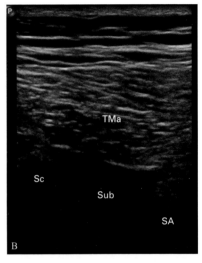

**图8-4　肩胛下肌**
A.肩胛下肌探头位置；B.于腋下横切显示肩胛下肌（Sub）（Sc：肩胛骨外缘；SA：前锯肌；TMa：大圆肌）

## 五、肱二头肌与肱肌

### （一）局部解剖

肱二头肌近侧有长、短两个头，长头起自肩胛骨盂上结节，短头起自喙突，两头合成一个肌腹，经过肘关节前方，以一圆腱止于桡骨粗隆，腱的内侧分出肱二头肌腱膜，斜向下内汇入前臂深筋膜。该肌的作用为屈肘、前臂旋后。肱肌起自肱骨下半前面，止于尺骨粗隆，作用为屈肘。

**（二）超声定位**

探头横切放置于上臂中下段，可显示浅层的肱二头肌和深层的肱肌，二者之间可见肌皮神经穿过。自此可分别向上或向下连续扫查。向下可见肱二头肌移行为肌腱，并止于桡骨粗隆，而肱肌止于尺骨粗隆（图8-5）。

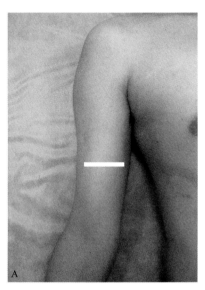 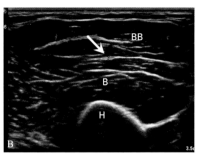

**图8-5　肱二头肌与肱肌**

A.肱二头肌与肱肌探头位置；B.于上臂中下段可见肌皮神经（箭）走行于浅侧的肱二头肌（BB）与深侧的肱肌（B）之间（H：肱骨）

## 六、肱桡肌

**（一）局部解剖**

肱桡肌起自肱骨外上髁上方，止于桡骨茎突，作用为前臂中立位时屈肘。

**（二）超声定位**

于肘部稍上方偏外侧横切面可见肱桡肌，此处可见桡神经位于浅侧的肱桡肌与深侧的肱肌之间（图8-6）。自此向下连续扫查，可见肱桡肌远侧肌腱止于桡骨茎突。

## 七、旋前圆肌

**（一）局部解剖**

旋前圆肌近侧有两个起点，分别为较大的肱骨头（起自肱骨内上髁）和较小的尺骨头（起自尺骨冠突），远侧止于桡骨外侧面的中部，作用为前臂旋前与屈曲肘关节。

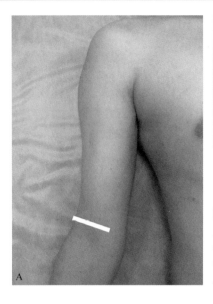

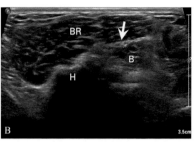

图8-6　肱桡肌

A.肱桡肌探头位置；B.于肘部稍上方偏外侧横切面可见肱桡肌（BR），此处可见桡神经（箭）位于肱桡肌（BR）与肱肌（B）之间（H：肱骨）

## （二）超声定位

于肘部稍下方横切面可见旋前圆肌位于浅侧，并自内上向外下斜行走行，其深方可见正中神经伴随尺动脉向下走行（图8-7）。向下连续扫查，可见该肌止于桡骨外侧面。

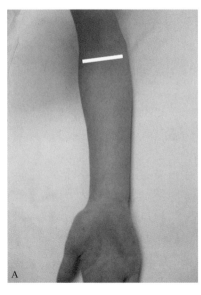

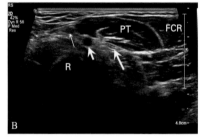

图8-7　旋前圆肌

A.旋前圆肌探头位置；B.于肘部稍下方横切面可见旋前圆肌的肱骨头（PT），其尺侧可见桡侧腕屈肌（FCR），深方可见正中神经（长粗箭）、尺动脉（短粗箭）、桡动脉（长细箭）（R：桡骨上段）

## 八、桡侧腕屈肌、掌长肌、尺侧腕屈肌

### （一）局部解剖

桡侧腕屈肌起自肱骨内上髁及前臂深筋膜，止于第2掌骨底，作用为屈腕，并向桡侧偏。掌长肌起自肱骨内上髁，远端分为数支，汇入腕横韧带与掌腱膜，作用为屈腕，并向桡侧偏。尺侧腕屈肌起自肱骨内上髁及前臂深筋膜，包绕豌豆骨，最后止于钩骨钩和第5掌骨，作用为屈腕，并向尺侧偏。

### （二）超声定位

探头横切面放置在前臂前部近段，于旋前圆肌的内侧可依次见桡侧腕屈肌、掌长肌、尺侧腕屈肌，该三块肌肉位于前臂肌层的浅层（图8-8）。连续向下扫查可见掌长肌很快移行为肌腱，位于指浅屈肌的浅侧。而桡侧腕屈肌在前臂远段的桡侧移行为肌腱，继而自大多角骨结节的深方向远侧止于第2掌骨底。尺侧腕屈肌位于尺神经的尺侧，于前臂远段移行肌腱而止于豌豆骨。

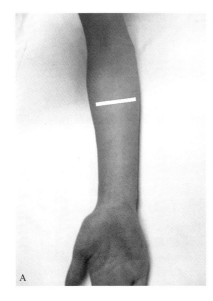
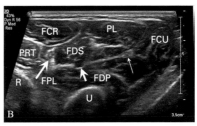

 图8-8　前臂近段屈肌

A.前臂前部近段探头位置；B.横切面于前臂近段可见浅层的旋前圆肌（PRT）、桡侧腕屈肌（FCR）、掌长肌（PL）、尺侧腕屈肌（FCU），中间的指浅屈肌（FDS），深层的拇长屈肌（FPL）、指深屈肌（FDP）。指浅屈肌与指深屈肌之间可见正中神经（长粗箭）、尺神经（长细箭），此时尺动脉（短粗箭）逐渐离开正中神经而靠近尺神经（R：桡骨；U：尺骨）

## 九、指浅屈肌、指深屈肌

### （一）局部解剖

指浅屈肌起自肱骨内上髁及桡、尺骨前面，止于第2～5指中节指骨两侧，

作用为屈腕、屈第2～5指掌指关节和近侧指间关节。指深屈肌起自尺骨及骨间膜前面，止于第2～5指远节指骨底，作用为屈腕、屈第2～5指掌指关节及远侧指间关节。拇长屈肌起自桡骨及骨间膜前面，止于拇指远节指骨底，作用为屈腕、屈拇指的掌指关节及指间关节。

#### （二）超声定位

探头横切放在前臂前部远段，可见位于中部的正中神经和尺侧的尺神经，正中神经与尺神经之间可见呈线状高回声的筋膜层，该筋膜浅侧为指浅屈肌，深侧为指深屈肌和拇长屈肌，拇长屈肌位于指深屈肌的桡侧（图8-9），拇长屈肌与指深屈肌之间可见骨间前神经。伸屈拇指动态观察，可见拇长屈肌移动。

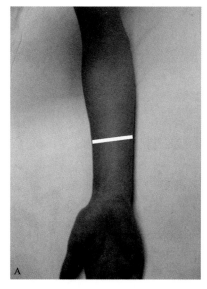
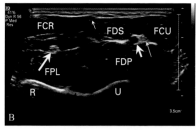

##### ⌃ 图8-9　前臂远段屈肌

A.前臂远段探头位置；B.横切面于前臂远段可见浅层肌肉，自桡侧向尺侧分别为桡侧腕屈肌（FCR）、指浅屈肌（FDS）、尺侧腕屈肌（FCU）。掌长肌已移行为肌腱（短细箭）；深层肌肉自桡侧向尺侧分别为拇长屈肌（FPL）、指深屈肌（FDP）。浅层和深层肌肉之间可见正中神经（长粗箭）、尺神经（长细箭）及其伴行的尺动脉（短粗箭）[R：桡骨；U：尺骨；桡骨与尺骨之间可见骨间膜（黑箭）]

## 十、旋前方肌

#### （一）局部解剖

旋前方肌位于前臂远端，起自尺骨，止于桡骨，作用为前臂旋前。

**（二）超声定位**

前臂远段横切面于桡骨与尺骨之间可见旋前方肌，其浅侧为指浅屈肌和指深屈肌（图8-10）。

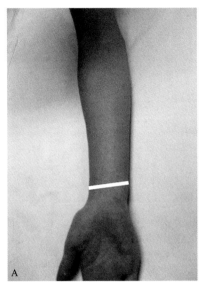

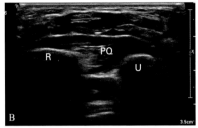

**图8-10 旋前方肌**

A.旋前方肌探头位置；B.横切面于前臂远段可见旋前方肌（PQ）位于桡骨（R）与尺骨（U）之间

# 第二节 下肢肌痉挛肉毒毒素注射超声定位技术

## 一、髂腰肌

**（一）局部解剖**

髂腰肌由髂肌和腰大肌组成，起自髂窝、腰椎体侧面和横突，经腹股沟韧带的深部出盆腔，经髋关节的前内侧止于股骨小转子。作用为髋关节前屈和外旋，下肢固定时使躯干和骨盆前倾。

**（二）超声定位**

探头首先横切放置在腹股沟韧带稍上方，可见紧邻髂骨浅侧的髂腰肌，其肌腱呈类圆形高回声，位于肌腹的深部（图8-11）。连续向下追踪探查，于腹股沟韧带下方可见髂腰肌位于股动静脉的外侧深方。此处可见股神经呈筛网状结构，位于股动脉的外侧，且紧邻髂筋膜的深侧。耻骨肌位于髂腰肌的内侧。

再向远侧，髂肌与腰大肌以一共有的肌腱止于股骨下转子。

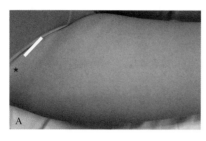

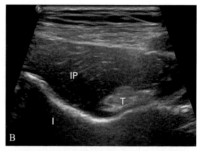

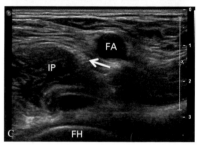

**图8-11　髂腰肌**

A.髂腰肌探头位置；B.腹股沟韧带稍上方横切可见位于髂骨（I）浅侧的髂腰肌（IP），其肌腱（T）位于肌腹的深部；C.腹股沟韧带稍下方横切面可见髂腰肌（IP）位于股动脉（FA）的外侧深方，股神经（箭）紧邻髂筋膜的深侧（FH：股骨头）

## 二、耻骨肌、长收肌、短收肌、大收肌、股薄肌

### （一）局部解剖

　　耻骨肌为一薄的长方形肌肉，位于髂腰肌的内侧、股总动静脉的深方，并构成股三角的底部。耻骨肌起自耻骨，止于耻骨肌线和股骨粗线。长收肌位置表浅，以一个较细的肌腱起自耻骨体。耻骨肌与长收肌的深部为短收肌，其起自耻骨下支。长收肌与短收肌均止于股骨粗线。大收肌体积较大，部分属于内收肌群，部分属于腘绳肌，其起自耻骨下支、坐骨支和坐骨结节，止于股骨粗线与股骨内上髁。股薄肌位于内收肌群的最内侧，呈长带状，起自耻骨体与耻骨下支，与缝匠肌与半腱肌一起止于胫骨上段内侧面。髋内侧肌群的作用为内收和外旋大腿。

### （二）超声定位

　　患者仰卧，髋部外旋和外展，膝屈曲45°，呈蛙式位。耻骨肌位于股动脉的内侧，因此股血管是定位耻骨肌的一个解剖学标志。检查时可首先横切面显示股动、静脉和其内侧的耻骨肌，耻骨肌再向内可见三层内收肌：浅面偏外侧为长收肌，浅面偏内侧为股薄肌，中间层为短收肌，深面为大收肌（图8-12）。

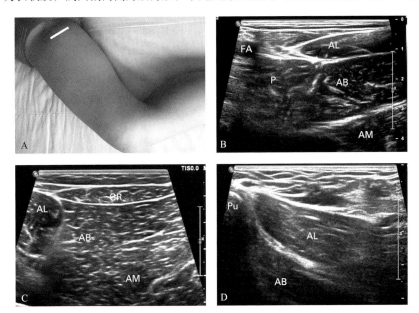

▲ **图8-12　大腿内收肌群**

A.内收肌探头位置；B.横切面于大腿上段内侧可见股动脉（FA）及其内侧深部的耻骨肌（P），再向内自浅向深为长收肌（AL）、短收肌（AB）、大收肌（AM）；C.横切面于大腿上端内侧可见位于最内侧的股薄肌（GR）、稍外侧的长收肌（AL）、短收肌（AB）、大收肌（AM）；D.纵切面可见长收肌（AL）、短收肌（AB）起自耻骨（Pu）

## 三、股直肌、股外侧肌、股内侧肌、股中间肌

### （一）局部解剖

股直肌起自髂前下棘，止于胫骨粗隆，作用为伸膝关节、屈髋关节。股外侧肌起自股骨粗线外侧唇，止于胫骨粗隆，作用为伸膝关节。股内侧肌起自股骨粗线内侧唇，止于胫骨粗隆，作用为伸膝关节。股中间肌起自股骨体前方，止于胫骨粗隆，作用为伸膝关节。

### （二）超声定位

探头横切面放在大腿前部中上段，可见位于中部浅侧的股直肌，其中央可见呈垂直走行的中心腱。股直肌的深方为股中间肌，内侧和外侧分别为股内侧肌和股外侧肌。连续扫查可见股直肌的直头起自髂前下棘，并位于髂腰肌的外侧，斜头起自髋臼外上缘。股直肌向下移行为股四头肌腱的浅层，而股内侧肌和股外侧肌汇合为股四头肌腱的中层，股中间肌移行为股四头肌腱的深层（图8-13）。

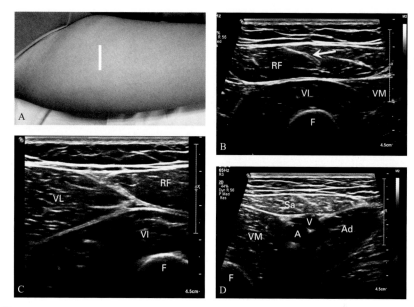

**图8-13　股直肌、股外侧肌、股内侧肌与股中间肌**
A.股直肌探头位置；B.大腿前部中上段横切面可见浅层的股直肌（RF）和深层的股中间肌
（VI）、股内侧肌（VM），股直肌内可见中心腱（箭）（F：股骨）；C.股直肌（RF）外侧可见
股外侧肌（VL）（VI：中间肌；F：股骨）；D.大腿前部下段偏内侧横切面可见浅层的缝匠肌
（Sa）及其深方的股浅动脉（A）和股浅静脉（V）（VM：股内侧肌；Ad：内收肌；F：股骨）

## 四、半腱肌、半膜肌

### （一）局部解剖

半腱肌起自坐骨结节，止于胫骨上端内侧面，作用为伸髋关节、屈膝关节
并微旋内。半膜肌起自坐骨结节，止于胫骨内侧髁后面，作用为伸髋关节、屈
膝关节并微旋内。

### （二）超声定位

探头横切面放在大腿后部上段，首先显示由半腱肌-股二头肌长头肌联合
腱、半膜肌腱、坐骨神经组成的三角形高回声结构。半腱肌-股二头肌长头肌
联合腱将内侧的半腱肌肌腹和外侧的股二头肌长头肌腹隔开。半腱肌与大收肌
之间可见半膜肌腱膜，呈线状高回声结构。探头向下移动，可见半膜肌的肌腹
自其腱膜的最内侧开始出现，向下逐渐增大，并位于半腱肌肌腹的内侧。探头

沿半膜肌和半腱肌的走行向下连续扫查，于大腿下段可见半腱肌移行为表浅的肌腱，并位于半膜肌肌腹的浅侧。再向下，可见半腱肌腱与缝匠肌肌腱、股薄肌肌腱一起汇合为鹅足腱而止于胫骨上端内侧面。半膜肌向下逐渐移行为肌腱，主要止于胫骨内侧髁后面（图8-14）。

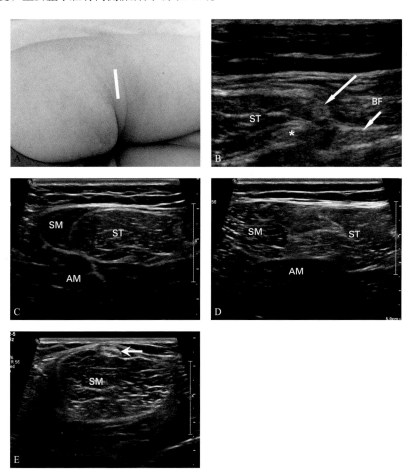

**⌃ 图8-14 半腱肌与半膜肌**

A.半腱肌、半膜肌上段探头位置；B.横切面于大腿后部上段可见由半腱肌-股二头肌长头联合腱（长箭）、半膜肌腱（星号）、坐骨神经（短箭）组成的三角形高回声结构（ST：半腱肌；BF：股二头肌长头）；C.大腿后部上段偏内侧横切面可见半膜肌（SM）位于半腱肌（ST）的内侧（AM：大收肌）；D.自上一切面向下移动探头可见半膜肌（SM）肌腹逐渐增大，其外侧可见半腱肌（ST）（AM：大收肌）；E.于大腿后部远段可见半膜肌逐渐移行为肌腱（箭），并位于半膜肌（SM）的浅侧

## 五、腓肠肌、比目鱼肌

### （一）局部解剖

腓肠肌内侧头起自股骨内上髁，外侧头起自股骨外上髁，远侧止于跟骨结节，作用为屈膝关节、足跖屈。比目鱼肌起自胫腓骨上端，止于跟骨结节，作用为足跖屈。

### （二）超声定位

探头横切面放在小腿后部上段，可见浅层的腓肠肌内侧头和外侧头，其深方为比目鱼肌。再向深方则为小腿胫后深层肌肉（图8-15）。向下连续扫查可见腓肠肌移行为腱膜，并位于比目鱼肌腱膜的浅侧。再向下，比目鱼肌腱膜与腓肠肌腱膜一起移行为跟腱，向远侧止于跟骨结节。

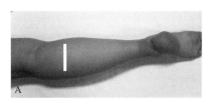
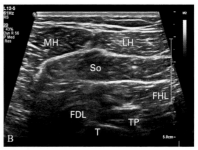

**▲ 图8-15 腓肠肌与比目鱼肌**

A.腓肠肌、比目鱼肌探头位置；B.小腿后部上段横切面自浅向深可见腓肠肌内侧头（MH）、腓肠肌外侧头（LH）、比目鱼肌（So）、踇长屈肌（FHL）、趾长屈肌（FDL）、胫骨后肌（TP）（T：胫骨）

## 六、胫骨后肌、踇长屈肌、趾长屈肌

### （一）局部解剖

胫骨后肌起自胫骨后面及骨间膜，止于足舟骨粗隆及内侧、中间和外侧楔骨，作用为足跖屈、内翻。踇长屈肌起自腓骨后面及骨间膜，止于踇趾远节趾骨，作用为屈踇趾、足跖屈。趾长屈肌起自胫骨后面及骨间膜，止于第2～5趾远节趾骨底，作用为足跖屈、屈第2～5趾。

**（二）超声定位**

探头横切面放在小腿后部中段，于比目鱼肌深方可见胫骨后肌、跗长屈肌、趾长屈肌，比目鱼肌与后三者之间可见呈线状高回声的深筋膜。跗长屈肌位于腓骨浅侧，趾长屈肌位于胫骨浅侧，胫骨后肌位置较深，位于胫骨与腓骨之间（图8-16）。于胫骨后肌内可见高回声的中心腱。于小腿下段，上述三块肌肉分别移行为肌腱，并经踝管向足底部走行。

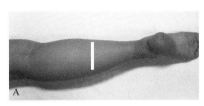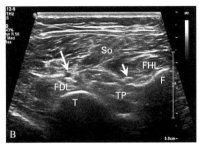

**图8-16 小腿后部深层肌群**

A.胫骨后肌探头位置；B.小腿后部中段横切面自浅向深可见比目鱼肌（So）、跗长屈肌（FHL）、趾长屈肌（FDL）、胫骨后肌（TP）。另可见胫后动脉（长箭）、腓动脉（短箭）（T：胫骨；F：腓骨）

## 七、胫骨前肌、跗长伸肌、趾长伸肌

**（一）局部解剖**

胫骨前肌起自胫骨外侧髁和胫骨外侧面的近端，止于内侧楔骨的内侧跖面、第1跖骨的基底部，作用为足背屈、内翻。跗长伸肌起自跗、腓骨上端及骨间膜前面，止于跗趾远节趾骨底。趾长伸肌起自胫、腓骨上端及骨间膜前面，止于第2～5趾中、远节趾骨前面。

**（二）超声定位**

将探头横切放在小腿中部胫骨外侧，于胫骨与腓骨之间可见胫骨前肌、跗长伸肌、趾长伸肌，其中胫骨前肌紧邻胫骨外侧，该肌肉的外侧可见浅侧的趾长伸肌和深侧的跗长伸肌（图8-17）。伸屈跗趾动态观察，可见跗长伸肌移动，而伸屈其他足趾可见趾长伸肌移动。

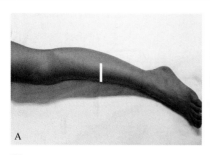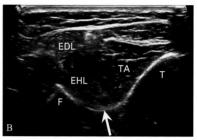

**图8-17　胫骨前肌、跗长伸肌与趾长伸肌**

A.胫骨前肌探头位置；B.小腿前部中段横切面可见胫骨前肌（TA）、跗长伸肌（EHL）、趾长伸肌（EDL），胫骨（T）与腓骨（F）之间可见骨间膜（箭），呈线状高回声

# 第三节　颈部肌痉挛肉毒毒素注射超声定位技术

## 一、斜方肌、肩胛提肌

### （一）局部解剖

斜方肌起自上项线、枕外隆凸、项韧带，止于锁骨外1/3、肩峰，作用为拉肩胛骨向中线靠拢，上部纤维提肩胛骨。肩胛提肌起自上位颈椎横突，止于肩胛骨内侧角，作用为上提肩胛骨。

### （二）超声定位

将探头放在肩胛骨内侧角的上方，该处横切面可显示位于浅层的斜方肌和位于深层的肩胛提肌（图8-18），沿肩胛提肌走行向上连续扫查可见肩胛提肌向上止于上位颈椎横突。

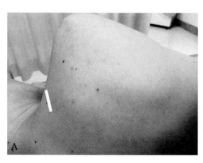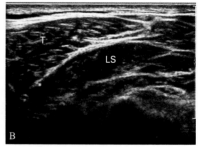

**图8-18　肩胛提肌与斜方肌**

A.肩胛提肌探头位置；B.于肩胛骨内上缘上方显示肩胛提肌（LS），其浅侧为斜方肌（T）

## 二、胸锁乳突肌

### （一）局部解剖

胸锁乳突肌起自胸骨柄、锁骨内侧端，止于颞骨乳突，作用为单侧收缩使头向对侧偏，两侧收缩使头后仰。

### （二）超声定位

患者仰卧位，头稍转向对侧，探头横切面放置在颈外侧的偏前部，可见位于浅测的胸锁乳突肌，其深方可见颈总动脉和颈内静脉（图8-19）。

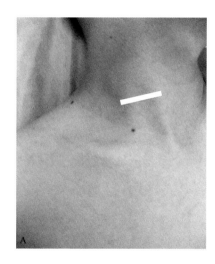
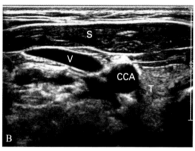

**图8-19　胸锁乳突肌**

A.胸锁乳突肌探头位置；B.右侧颈外侧横切面显示胸锁乳突肌（S），其深方可见颈总动脉（CCA）、颈内静脉（V）、甲状腺右叶（T）

## 三、斜角肌

### （一）局部解剖

斜角肌起自颈椎横突，前、中斜角肌止于第1肋，后斜角肌止于第2肋，作用为一侧收缩使颈侧屈，两侧同时收缩上提第1、2肋助深呼吸，如肋骨固定，可使颈前屈。

### （二）超声定位

患者仰卧位，头稍转向对侧，探头横切面放置在颈外侧的中下段，于颈总动脉、颈内静脉的外侧可见前斜角肌、中斜角肌的短轴切面，前斜角肌位于前侧，中斜角肌位于偏后侧，此二肌之间可见呈纵行排列的臂丛神经结构，呈多个类圆形低回声结构（图8-20）。自此，可向上或向下做连续扫查。

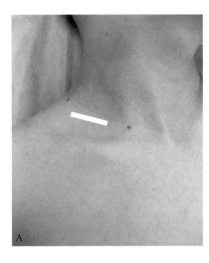

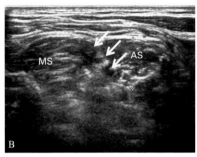

图8-20　前、中斜角肌

A.前、中斜角肌探头位置；B.超声显示前斜角肌（AS）与中斜角肌（MS），其中间可见臂丛神经各支（箭）

## 四、头夹肌、颈夹肌、头半棘肌

### （一）局部解剖

夹肌起自项韧带下部、第7颈椎棘突和上部胸椎，分为两部，头夹肌止于颞骨乳突下部和上项线的外侧部，颈夹肌在头夹肌的外侧和下方，止于第1～3颈椎横突。其作用为单侧收缩使头转向同侧，两侧收缩使头后仰。头半棘肌起自上胸椎和第7颈椎的横突的顶端，止于枕骨的上项线和下项线之间，作用为使头颈部后仰。

### （二）超声定位

患者俯卧位，颈部略前屈以充分暴露后颈部，首先用手触及颈后隆突，该凸起为第7颈椎棘突。自此向上可依次触及第6、第5颈椎棘突。将探头横切放置在第6颈椎水平的一侧，可显示椎旁各层肌肉组织，自浅至深可依次显示斜方肌、头夹肌、头半棘肌、颈半棘肌（图8-21）。

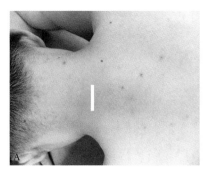
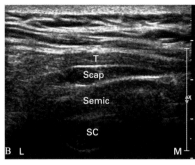

**图 8-21 颈后椎旁肌群**

A.椎旁肌探头位置；B.颈后部第6颈椎水平横切显示左侧椎旁肌，自浅向深依次为斜方肌（T）、头夹肌（Scap）、头半棘肌（Semic）、颈半棘肌（SC）（L：外侧；M：内侧）